Kinderanästhesie

Mit freundlicher Empfehlung

Ihre ELI LILLY GmbH
Abteilung Spezialpräparate

Prämedikation im Kindesalter

Herausgegeben von
K. Kühn und J. Hausdörfer

Unter Mitarbeit von
U. Bauer-Miettinen   G. Kraus   F. J. Kretz
S. Piepenbrock   H. Sueß   M. Tryba   F. Yildiz

Mit 34 Abbildungen und 15 Tabellen

Springer-Verlag
Berlin Heidelberg NewYork Tokyo 1983

Dr. Klaus Kühn
Prof. Dr. Jürgen Hausdörfer

Medizinische Hochschule Hannover
Abteilung Anästhesiologie III
Konstanty-Gutschow-Straße 8
3000 Hannover 61

ISBN-13: 978-3-540-12472-6   e-ISBN-13: 978-3-642-45564-3
DOI: 10.1007/978-3-642-45564-3

CIP-Kurztitelaufnahme der Deutschen Bibliothek
Prämedikation im Kindesalter/hrsg. v. K. Kühn u. J. Hausdörfer; unter Mitarb.
von U. Bauer-Miettinen. – Berlin; Heidelberg; New York; Tokyo: Springer, 1983.
(Kinderanästhesie)

NE: Kühn, Klaus [Hrsg.]; Bauer-Miettinen, U. [Mitverf.]

2119/3140-543210

Vorwort

Die Entwicklung von Spezialgebieten hat sich auch in der Anästhesie in den letzten Jahren mehr und mehr durchgesetzt. Im Gegensatz zu den angloamerikanichen Ländern begann die Spezialisierung der Kinderanästhesie in Deutschland erst relativ spät.

Die physiologischen, pathophysiologischen und pharmakodynamischen Reaktionen des Kindes sind unterschiedlich zu denen des Erwachsenen. Nur unter Berücksichtigung dieser Unterschiede kann eine sichere und adäquate Narkose im Kindesalter durchgeführt werden.

Das vorliegende Buch greift aus dem Gesamtgebiet der Kinderanästhesie einen Problemkreis heraus, um ihn von allen Seiten zu durchleuchten.

In lockerer Folge werden weitere Ausgaben der Reihe die Kinderanästhesie betreffende Ergebnisse aus Forschung und Klinik referieren und diskutieren.

Auf diese Weise soll versucht werden, Fortschritte und Trends aus einem Spezialgebiet der Anästhesie allen Interessierten und Beteiligten nahezubringen.

Deshalb wünschen wir dieser Broschüre eine weite Verbreitung.

Hannover, im März 1983
Klaus Kühn
Jürgen Hausdörfer

Inhaltsverzeichnis

Autorenverzeichnis

U. Bauer-Miettinen
Anästhesieabteilung, Kinderspital, Ronergasse 8,
CH-4005 Basel

G. Kraus
Institut für Anästhesiologie der Universität Erlangen-Nürnberg,
Maximiliansplatz 1, 8520 Erlangen

F. J. Kretz
Klinik für Anästhesie, Operative Intensivmedizin,
FU, Berlin, Klinikum Steglitz,
Hindenburgdamm 30, 1000 Berlin 45

S. Piepenbrock
Klinik für Anästhesie, FU, Berlin, Klinikum Steglitz,
Hindenburgdamm 30, 1000 Berlin 45

H. Sueß
Abteilung für Anästhesie, Johanniter-Kinderklinik,
5205 St. Augustin

M. Tryba
Abteilung Anästhesiologie III, Klinikum Süd,
Medizinische Hochschule,
Konstanty-Gutschow-Straße 8, 3000 Hannover 61

F. Yildiz
Abteilung Anästhesiologie III, Klinikum Süd,
Medizinische Hochschule,
Konstanty-Gutschow-Straße 8, 3000 Hannover 61

Einführung

J. Hausdörfer

Die Tatsache, daß über die Prämedikation im Kindesalter ein Symposion abgehalten wird, signalisiert eine gewisse Problematik auf diesem Gebiet. Wir haben es mit 2 Fragenkomplexen zu tun. Einmal mit dem Medikament selbst, das, abhängig vom Alter des Kindes und von dessen psychischer Einstellung zur Umwelt, verabreicht werden kann und soll. Zum anderen müssen wir uns über die beste Applikationsform Gedanken machen.

Nach meinem Lehrer Dripps ist die beste Medikation bei der Narkosevorbereitung der Anästhesist selbst. Dies gilt sowohl für Kinder als auch für Erwachsene. Gerade im Kindesalter ist der ein- oder auch mehrmalige Besuch des Kindes und womöglich auch seiner Eltern längere Zeit vor der geplanten Operation wünschenswert. Hier kann das notwendige Vertrauensverhältnis sowie auch die Empathie, die die Arzt-Patienten-Relation auszeichnen sollte, aufgebaut werden.

Während der Erwachsene ganz bestimmte Ängste im Hinblick auf das Gelingen der Operation, das Überstehen der Narkose, womöglich auch auf die Wiedereingliederung in den Arbeitsprozeß als belastende Gedanken mit in den Operationssaal nimmt, ist für das Kind hauptsächlich die Trennung von den Eltern und der vertrauten Umgebung ein maßgeblicher Belastungsfaktor kurz vor und bei Übernahme des Kindes in den eigentlichen Operationstrakt.

Bei Kindern bis zum Schulalter steht deshalb eine Sedierung im Gegensatz zur Anxiolyse durch Tranquilizer im Vordergrund. Bei Säuglingen bis zu einem Jahr kann bei entsprechender Zuwendung des Anästhesisten häufig auf eine medikamentöse Prämedikation ganz verzichtet werden. Im Kleinkindalter dagegen haben sich bei uns die Barbiturate recht gut bewährt. Die optimale Vorbereitung sollte ein Kind die Narkosevorbereitung im Operationssaal und die Einleitung schlafend durchleben lassen. Wegen der besonderen Verhältnisse bei der Einleitung einer Allgemeinanästhesie in diesem Alter, – hier denke ich besonders an die Möglichkeit der Regurgitation bei nicht ganz entleertem Magen, sollte auch die Kanülierung einer Vene ohne Belastung des Kindes in der Anfangsphase der Einleitung möglich sein. Bei sehr ängstlichen Kindern wird es sich nicht umgehen lassen, diese bereits im Beisein der Eltern mit Barbiturat oder Ketanest rektal soweit zu anästhesieren, daß eine Übernahme in den Operationstrakt ohne psychische Traumen für Eltern und Kind möglich ist.

Der 2. Fragenkomplex, den ich bereits angedeutet habe, soll sich mit der Applikationsart der ausgesuchten Medikamente befassen.

Während sich bei älteren Kindern weiterhin die i.m.-Prämedikation, z.B. mit Dolantin, Atosil, Atropin bewährt und von diesen älteren Kindern auch durchaus toleriert wird, ist gerade im Alter zwischen 1 und 6 Jahren die Applikationsform für die Kinder von entscheidender Bedeutung. Spritzen zur Pämedikation sind nicht optimal, dagegen bietet sich der rektale und auch der orale Verabreichungsweg an. Die rektale Verabreichung, z. B. von Barbituraten aber auch von Ketanest oder anderen Medikamentkombinationen, hat den Nachteil der erratischen Resorption, wobei der erwünschte Effekt nicht immer eintritt. Auf der anderen Seite können lange Überhänge nach kurzen Operationen diese Methode für den geordneten Narkoseablauf, der sich ins Krankenhausleben notwendigerweise einfügen muß, in Frage stellen.

Der orale Prämedikationsweg durchbricht – und das ist der entscheidende Nachteil – die Nahrungskarenzschranke. Für alle Beteiligten kommt hier ein unguter psychologischer Enthemmungsfaktor ins Spiel. Eine Aspiration nach einer derartigen Prämedikation würde die Methode sofort in Mißkredit bringen, wenn sie womöglich selbst auch gar nicht auslösend für die Katastrophe war. Eine entscheidende Rolle übernehmen jetzt die neuartigen H_2-Rezeptorenblocker. Sie können effektiv sowohl Magenrestvolumen als auch Magensaftazidität günstig beeinflussen. In Kombination mit einem Sedativum oral verabreicht, kann eine neue Welt für die kindliche Narkosevorbereitung erschlossen werden. Es ist jedoch unerläßlich, zuerst die Wirkung der H_2-Blocker im genannten Kindesalter genauestens zu eruieren, bevor man mit einer oralen Prämedikation eine weitere, womöglich optimale Vorbereitung der Kinder zur Narkose und Operation anstrebt.

In diesem Sinne wünsche ich dem Leser möglichst großen Gewinn aus den hier referierten Beiträgen. Mögen diese unsere Bemühungen eine Verbesserung der heute zugegebenermaßen immer noch problematischen Prämedikation im Kindesalter unterstützen.

Wir danken der Firma Eli Lilly GmbH, Bad Homburg, für die freundliche Unterstützung des Symposiums.

Rektale Narkoseeinleitung bei Kindern

K. Kühn und J. Hausdörfer

Narkose ohne Tränen – das ist ein Schlagwort aus der Frühzeit der Anästhesie [7]. Dies ideale Vorstellungsbild der Narkoseeinleitung in der Kinderanästhesie ist bis heute leider noch nicht Wirklichkeit.

Es ist nicht nur die Angst vor dem Ungewohnten, vor dem nicht Begreifbaren, die die Tränen der kleinen Patienten hervorruft [8], sondern es kommt hinzu der abrupte Entzug aus der elterlichen Geborgenheit, die völlig fremde Umgebung, laute, unbekannte, bös klingende Geräusche und nicht zuletzt die Injektion, sei es die intramuskuläre der Prämedikation oder die zusätzliche i.v.-Nadel, die vor Einleitung der Narkose im Operationssaal gelegt wird. Immer wieder sind neue Arten der Prämedikation, sei es auf oraler, rektaler oder der üblichen i.m.-Basis, vorgetragen worden, die diese Anästhesie ohne Tränen gewährleisten sollen. Jedoch führten alle bisher angegebenen Methoden nicht zu dem gewünschten Ziel, da sie entweder in der Wirkung nicht ausreichend waren, oder aber bei entsprechender medikamentöser Sedierung das Risiko der Unsicherheit betreffs Atmung und Kreislauf anhoben. Für Kinder bis zum Schulalter bieten sich eigentlich nur 2 Methoden der Prämedikation an: entweder die orale oder die rektale.

Eine intramuskuläre Injektion zur präoperativen Vorbereitung ist sicherlich nicht zeitgemäß, wenn wir auf die kindliche Psyche in der Kinderanästhesie so viel Rücksicht nehmen. Hinzu kommt, daß von den Kindern immer wieder glaubhaft versichert wird, die intramuskuläre Spritze sei schmerzhafter als das Legen des intravenösen Zugangs mit einer Teflonverweilkanüle. Aus diesem Grund ist der Verzicht auf jegliche Injektion zur Prämedikation, wenn irgend möglich, anzuraten.

Nun ist die rektale Prämedikation als solche nichts Neues, sondern wird seit längerer Zeit mehr oder weniger erfolgreich mit verschiedenen Medikamenten angewandt. Zu erwähnen sind hier insbesondere Chloralhydrat, Diazepam und Luminal. Parenteral gegeben, zeigen Luminal und Diazepam auch die erwartete Wirkung. Dennoch bleibt diese nach der rektalen Gabe bei einem großen Teil der Patienten aus. Eine Untersuchung an unserem Krankengut demonstriert, daß bei 80% der Patienten die rektale Prämedikation keinen ausreichenden Effekt zeigt (Abb. 1). Zurückzuführen ist dies sicherlich auf die verzögerte Resorption des eigentlich wirksamen Pharmakons, welches in die Zäpfchenmasse eingebettet ist. Die zeitlich und quantitativ nicht exakt absehbare Resorption macht dieses Verfahren unsicher. Das Schaubild (Abb. 2), es handelt sich um ein Diagramm von Bakker [1], verdeutlicht das anhand der Wirkungsspiegel verschiedener Applikationsformen bei Diazepam. Es weist aber auch darauf hin, daß mit dieser Methode genau dosierte Mengen, bezogen auf das Körpergewicht, nicht zu verabreichen sind.

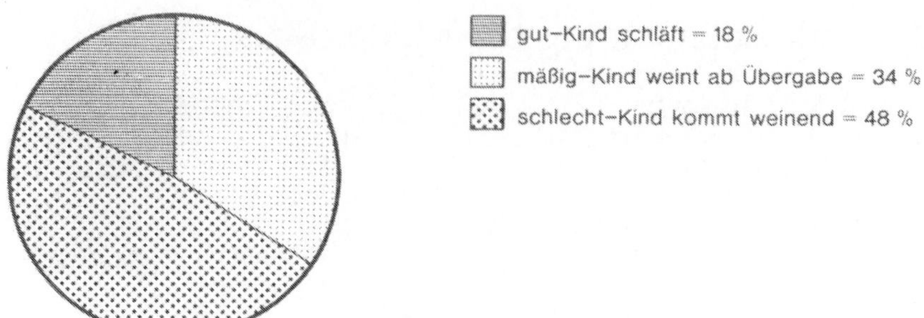

Abb. 1. Wirkung der rektalen Prämedikation mit Chloralhydrat

Steward [9] propagiert seit geraumer Zeit eine Form der Narkoseeinleitung mittels Methohexital, das rektal verabreicht wird. Die von ihm vorgeschlagene Dosis beträgt 20 mg/kg KG, gegeben als wäßrige Lösung. Es handelt sich hier nicht um eine übliche Prämedikation, sondern um eine Prämedikation mit narkotischen Dosen und damit um eine vorgezogene Einleitung. Wir griffen diese Methode auf, variierten die Dosis und standardisierten die rektale Instillation.

Inzwischen wurden bei uns mehr als 350 Narkosen auf diese Weise, d. h. mittels rektaler Methohexitaleinleitung durchgeführt. Komplikationen oder Zwischenfälle hat es bei keinem Patienten gegeben.

Um die Wirksamkeit der rektal verabreichten Methohexitalgabe prüfen zu können, wurden 60 Kinder in 2 Gruppen aufgeteilt. Gruppe I erhielt die Prämedikation mit Chloralhydratrectiolen (Dosierung: Kleinkinder bis 10 kg 1 Rectiole, Kinder bis 20 kg KG 2 Rectiolen, das entspricht einer Dosierung von etwa 50 mg/kg KG). Gruppe II erhielt Methohexital rektal. Folgende Laborparameter wurden bestimmt:

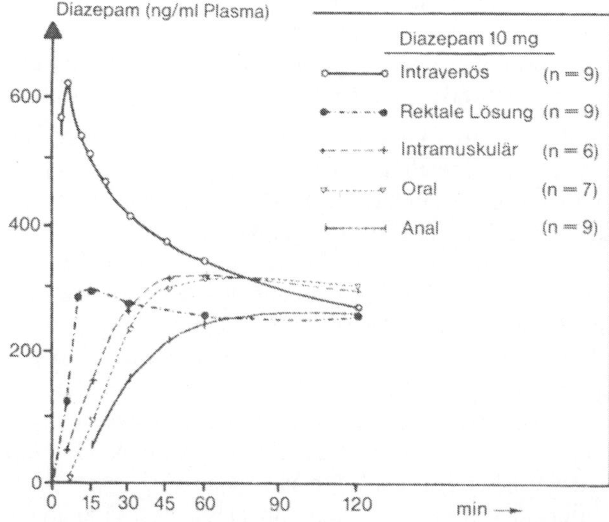

Abb. 2. Wirkungsspiegel der verschiedenen Applikationsformen für Diazepam. (Nach [2])

1) Methohexitalspiegel nach 15 min, 45 min, 75 min, 105 min und 135 min für die Gruppe, die Methohexital rektal erhalten hatte,
2) pCO_2 im kapillären Blut und der CO_2-Gehalt der Ausatemluft postoperativ nach Extubation für beide Gruppen,
3) weiterhin in beiden Gruppen die postoperativen Ethranespiegel im Blut.

Die einzelnen Untersuchungsergebnisse sollen im folgenden vorgestellt werden.

Patienten und Methodik

Das Alter der 60 Patienten lag zwischen 2 Monaten und 6 Jahren. Das Durchschnittsalter betrug 2½ Jahre. Dies ist die Altersgruppe, die sich als besonders ängstlich erweist und noch kein Verständnis für die notwendigen medizinischen Prozeduren aufbringen kann. Bei älteren Kindern ab Schulalter sollte diese Methode deshalb nur in Ausnahmefällen angewandt werden.

Das Verhältnis zwischen den Geschlechtern betrug in der Methohexitalgruppe 73,3% männlich (22 Kinder) zu 26,7% weiblich (8 Kinder). In der Gruppe II, normale Prämedikation, 66,7% männlich (20 Kinder) zu 33,3% weiblich (10 Kinder).

Auch im Gewicht unterschieden sich die beiden Gruppen nicht wesentlich voneinander. Es reichte von 2–22 kg, das Durchschnittsgewicht der Gruppe I lag bei 14,1 kg, das der Gruppe II bei 14,6 kg. Die Operationsindikationen, die Tabelle 1 zu entnehmen sind, unterschieden sich ebenfalls im Hinblick auf Dauer und Schwere des Eingriffs nicht. Um feststellen zu können, ob Methohexital nach kürzeren Eingriffen zu einem verlängerten Schlaf führt, wurde darauf geachtet, möglichst Operationen auszusuchen, die von kurzer oder höchstens mittellanger Dauer waren. Die kürzeste Anästhesiedauer betrug 10 min, die längste 120 min. Im Mittel lag sie zwischen 60 und 90 min. Die durchschnittliche Operationsdauer lag bei 30–60 min. Die angewandte Narkoseform war für beide Gruppen gleich. Gruppe I erhielt als Einleitung die gewichtsbezogene Methohexitaldosis rektal. In Gruppe II erfolgte die Einleitung der Narkose mittels Maske bei hohem Enfluranegehalt des einzuatmenden Gases.

Die Methodik der rektalen Instillation wurde folgendermaßen standardisiert: 500 mg Methohexitalpulver wurden in 5 ml 0,9%iger Kochsalzlösung aufgelöst. Von dieser Menge wurde in einer 5-ml-Spritze die benötigte Menge für das jeweilige Kind (25 mg/kg KG) entnommen und 0,02 mg Atropin/kg KG zugesetzt. Über einen verlängerten Ansatzkonus wurde die Menge (vgl. Erfassungsbogen) dem Kind direkt hinter dem Sphincter ani instilliert. Danach wurden die Gesäßbacken kurzzei-

Tabelle 1. Operationseinteilung nach Gruppen

Art der Operation	Methohexital n	Rektale Prämedikation n
1) Mittlere abdominelle Eingriffe	13	11
2) Mittlere urologische Eingriffe	11	9
3) Kurze Eingriffe z. B. Inzisionen	3	3
4) Kurze diagnostische Eingriffe	3	7

Erfassungsbogen

Name des Kindes: . . . . Operationsdatum: . . . . Protokollnr.: . . . .

Gewicht: . . . . Alter: . . . .

Methohexitaleinleitung: Rektale Instillation

Dosierung: 25 mg/kg KG Methohexital, 0,02 mg/kg KG Atropin

Verabreichung mit Spritze und blauem Adapter

Reaktion des Kindes:
a) Kind schläft.
b) Kind ist wach, ruhig, nicht ansprechbar.
c) Kind ist wach, ruhig, ansprechbar.
d) Kind reagiert auf Legen der Venenverweilkanüle. (Wenn ja, wie) . . . .
e) Kind reagiert nicht auf das Legen der Venenverweilkanüle.
f) Kind zeigt keine Reaktion auf die Methohexitalgabe.

Einschlafzeit: . . . .

Blutabnahme:
15 min nach rektaler Gabe
45 min nach rektaler Gabe
75 min nach rektaler Gabe
105 min nach rektaler Gabe

Aufwachphase:
a) Kind ist wach und ansprechbar.
b) Kind schläft, ist aber aufweckbar, reagiert auf Schmerzreiz.
c) Kind reagiert nicht auf Schmerzreiz oder Anruf.

Blutgasanalysen 10 min nach Extubation: . . . .

tig zusammengedrückt, um ein willkürliches Hinauspressen der Flüssigkeit zu verhindern. Im Beisein der Mutter oder der es betreuenden Schwester schläft das Kind innerhalb von 8–10 min ein.

Mittels eines Erfassungsbogens (s. Muster) wurde die Reaktion der Patienten auf die Verabreichung registriert. Nach Extubation im Aufwachraum erfolgte die kapilläre Blutentnahme für eine Blutgasanalyse. Zur Bestimmung des postoperativen Ethranegehalts im Blut wurde venöses Blut entnommen. Die Bestimmung der Blutgasanalysen erfolgte mit dem Corning-Blutgasanalysator 168, die Bestimmung der Blutspiegel für Ethrane und Methohexital mit dem Gaschromatographen HP 5840. Die Aufarbeitung der Proben und die Messungen erfolgten nach der von Mayersohn angegebenen Methode ([3], Abb. 3 und 4).

Der CO_2-Gehalt in der Ausatemluft wurde mittels Massenspektrometer aufgezeichnet.

Schmerzäußerungen, Augenaufschlag, Abwehrbewegungen sowie Schreien und Weinen wurden jeweils exakt vermerkt, so daß neben den Laborparametern genaue zeitliche Aufzeichnungen über die Aufwachphase der Kinder protokolliert wurden. Sobald das Kind so wach war, daß es die fremde Umgebung im Aufwachraum nicht mehr tolerierte, erfolgte die Verlegung auf die Station. Bei 12 Kindern wurde zur Abklärung der Frage, ob die rektale Instillation zu Schleimhautreizungen des Enddarms führt, eine Rektoskopie durchgeführt.

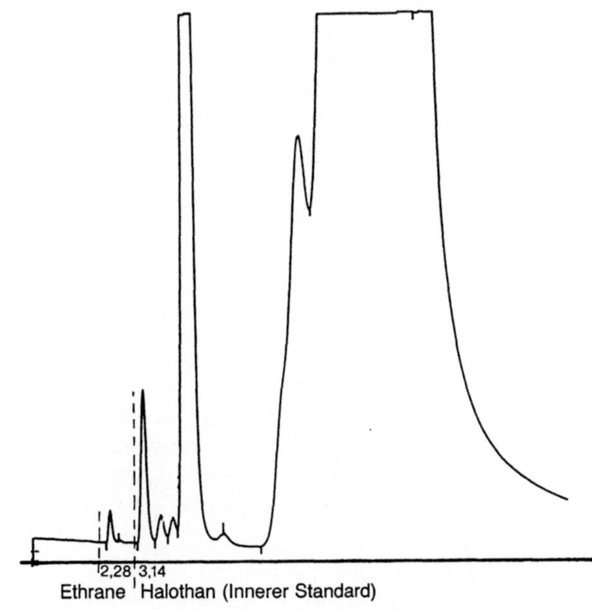

Abb. 3. Gaschromatogramm für Ethrane

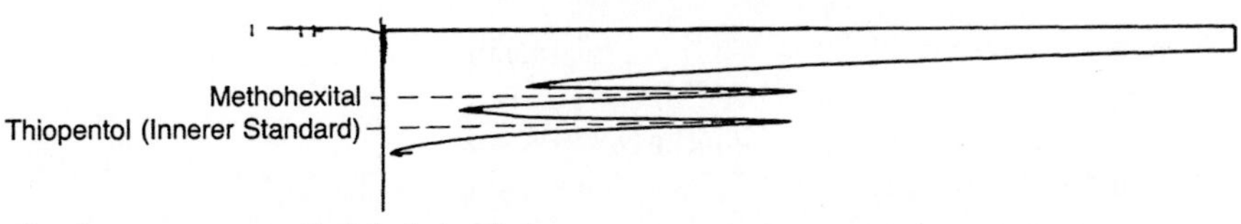

Abb. 4. Gaschromatogramm für Methohexital

Ergebnisse

Keines der Kinder aus beiden Gruppen mußte postoperativ nachbeatmet werden. Alle Patienten zeigten eine suffiziente Atmung und reagierten nach der Extubation auf Schmerzreiz. Signifikante Unterschiede des CO_2-Partialdrucks (pCO_2) zwischen beiden Gruppen gibt es nicht (Abb. 5). Ebenso wenig unterscheidet sich der CO_2-Gehalt in der Ausatemluft beider Gruppen. Die Ergebnisse der Blutgasanalyse unmittelbar nach Extubation liegen im klinisch sicheren Bereich. Der O_2-Partialdruck liegt im ungünstigsten Fall bei 68 mm Hg ($\approx 9{,}06$ kPa), sonst immer deutlich über 80 mm Hg ($\approx 10{,}6$ kPa).

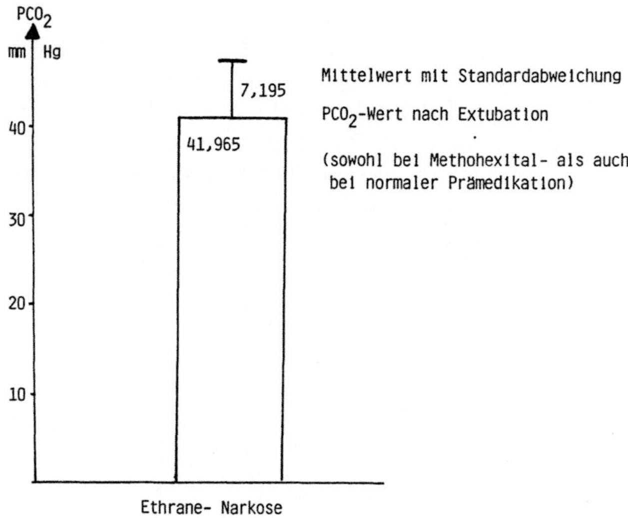

Abb. 5. Postoperative kapilläre Blutgasanalyse nach Extubation nach Methohexital- und nach normaler Prämedikation (Mittelwerte mit Standardabweichungen)

Der CO_2-Gehalt in der Ausatemluft, gemessen in Vol.-%, begann bei einem Wert von 8,5–8,8 Vol.-% und fiel innerhalb weniger Minuten auf einen Wert zwischen 6 und 6,5 Vol.-% ab. Innerhalb der nächsten Minute normalisiert sich der CO_2-Volumengehalt zu einem Wert zwischen 4,8 und 5,2 Vol.-%. Die Ergebnisse sind in beiden Gruppen identisch.

Ebenfalls keinerlei Unterschiede zeigen sich im Ethranespiegel des Blutes. 5 min nach Extubation betrug er im Mittelwert 16,1 mg%/100 ml Serum.

Für die Methohexitalspiegel fanden sich folgende Werte (s. Abb. 6):

15 min nach Verabreichung: 8637 ng/ml Plasma,
45 min nach Verabreichung: 7010 ng/ml Plasma,
75 min nach Verabreichung: 4340 ng/ml Plasma,
105 min nach Verabreichung: 3180 ng/ml Plasma,
135 min nach Verabreichung: 2050 ng/ml Plasma.

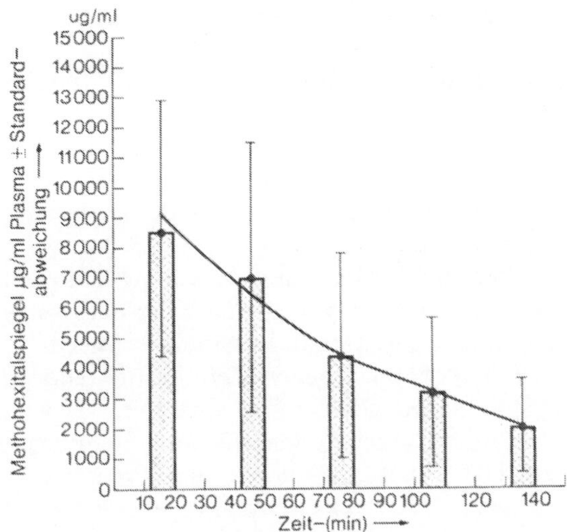

Abb. 6. Plasmamethohexitalspiegel
15–135 min nach Verabreichung

Die von Whitwam [10] gefundenen Plasmakonzentrationen nach intravenöser Gabe
von 1,5–2 mg Methohexital korrelieren in etwa mit dem 15-min-Wert (Abb. 7).
   Die stichpunktartig durchgeführten Rektoskopien zeigten eine völlig unauffäl-
lige Schleimhaut.

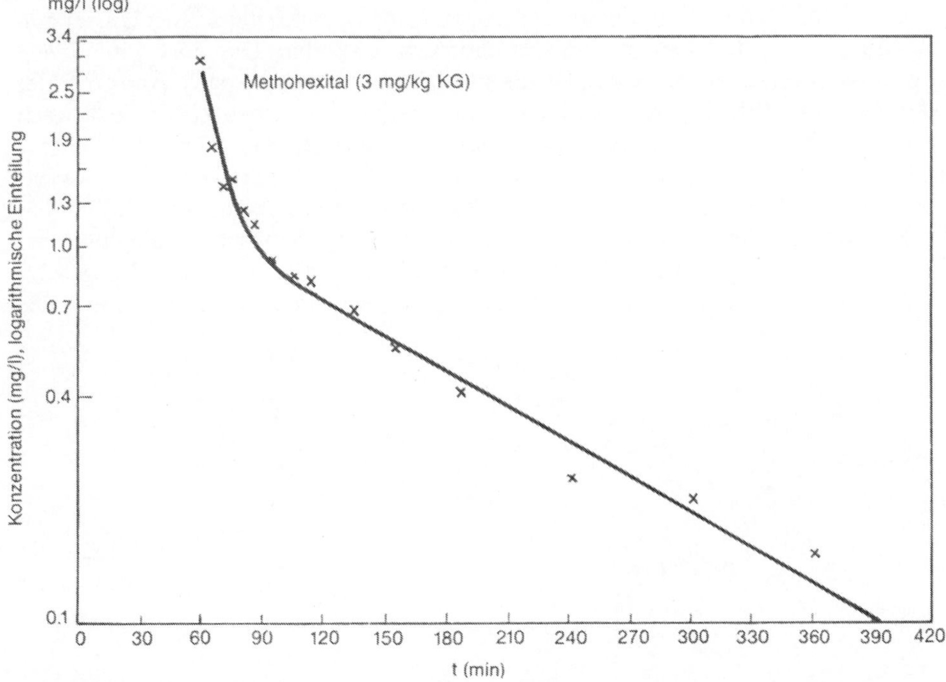

Abb. 7. Plasmamethohexitalkonzentration nach i.v.-Infusion (Nullpunkt 60 min). (Mod. nach [10])

Diskussion

Wie anfangs ausgeführt, ist trotz aller Modifikation bis heute eine wirklich kindgerechte Prämedikation mit befriedigendem Ergebnis noch nicht gefunden. Die Variationsbreite reicht von dem Standpunkt, Kinder unter Verzicht auf jegliche Prämedikation nur entsprechend psychologisch zu betreuen bis hin zu der im angloamerikanischen Bereich üblichen Methode der intramuskulären Prämedikation mit hohen Morphindosen.

Sowohl mit Morphin wie auch mit Thiopental wurde die rektale Prämedikation versucht, jedoch blieb entweder der Erfolg aus, oder die Methode erschien wegen der Gefahr der Atemdepression zu unsicher.

Mit der beschriebenen Methode der rektalen Methohexitaleinleitung scheint sich jedoch ein gangbarer Weg aufzutun, die Kinder angstfrei, ruhig und sicher zur Operation vorzubereiten. Sowohl aufgrund der klinischen Beobachtungen wie durch die Laborparameter konnte gezeigt werden, daß Methohexital in einer Dosierung von 25 mg/kg KG, rektal gegeben, zu einer befriedigenden Wirkung führt, und postoperativ die Kinder nicht ateminsuffizient sind. Die von uns gefundenen Blutspiegel 15–135 min nach Gabe zeigen eine große individuelle Variationsbreite. Dennoch beobachteten wir postoperativ keinerlei depressive Wirkung auf die vitalen Reflexe, das Sensorium und das Atemzentrum. Die Relation in der Verringerung der Methohexitalspiegel geht mit der von Breimer [1] angegebenen nach intravenöser Methohexitalinfusion von 3 mg/kg KG konform. In dem Zeitabschnitt 15–135 min nach Gabe ähneln sich die beiden Kurven nach intravenöser Infusion und nach rektaler Gabe.

Unabhängig von unseren Untersuchungen wurde gleichzeitig an den Universitäten München und Erlangen diese Methode angewendet. Die dort gefundenen Ergebnisse bestätigen die unsrigen. Sämtliche Kinder waren nach Absetzen des Narkosegases Ethrane sowie des Lachgases innerhalb derselben kurzen Zeit wach und ansprechbar wie die Gruppe der Kinder, die kein Methohexital erhalten hatten. In beiden Gruppen war die Anzahl der Kinder, die postoperativ unruhig waren, weinten oder aber ruhig schliefen, gleich groß. Als Nebenwirkung (Abb. 8) wurden in der Zeit zwischen Instillation und Operationsbeginn beobachtet: Singultus bei 5 Kindern (16%), der sich spontan zurückbildete; 3 Kinder haben Stuhl abgesetzt (10%), wobei jedoch die Wirkung des Methohexitals nicht beeinträchtigt war. Dies

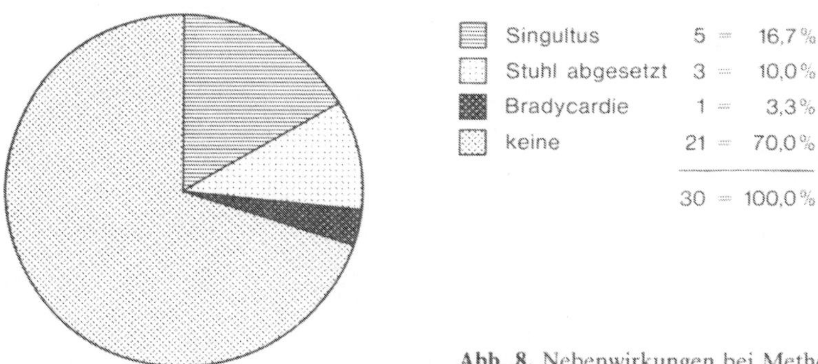

Abb. 8. Nebenwirkungen bei Methohexitaleinleitung

führen wir darauf zurück, daß nach der Instillation die Gesäßbacken jedesmal für kurze Zeit zusammengedrückt wurden. Auch in der Veröffentlichung von Kraus [4] wird berichtet, daß trotz Stuhlabgang ein Einfluß auf die Einschlaffrequenz nicht beobachtet wurde.

In einem Fall beobachteten wir 12 min nach der Methohexitalgabe eine Bradykardie bei einem 4½jährigen Knaben von einem Ausgangspuls von 120 auf 60 pro min, die sich innerhalb von 2 min spontan normalisierte.

Wie bei der intravenösen Einleitung mit Barbituraten wird auch nach der rektalen Gabe von Methohexital der absolute Verbrauch volatiler Anästhetika während der Narkose gesenkt, und zwar deshalb, weil auf die initial hohen Ethraneeinstellungen, die ein schnelles Einschlafen des Kindes gewährleisten, verzichtet werden kann.

Stadieneinteilung nach rektaler Methohexitalgabe

---

1) Kind schläft oberflächlich, blinzelt bei Geräuschen oder Berührung.
2) Kind schläft, ist erweckbar durch Schmerzreiz und lautes Ansprechen.
3) Kind schläft tief, nicht aufweckbar, reagiert undifferenziert auf Schmerzreiz.

Die von uns vorgenommene Stadieneinteilung nach rektaler Methohexitalgabe erlaubt es, die Wirkung in Abhängigkeit der Zeit genauer zu differenzieren. Die folgende Grafik zeigt den erreichten Wirkungsgrad in der Zeit zwischen 7–15 min (Abb. 9). Bei den Stadien II und III kann man von einem guten Erfolg sprechen. Die Kinder des Stadiums I (4 = 11%) schliefen, waren aber durch Berührung oder Geräusch aufweckbar. Bei diesen Kindern führte die Punktion zum Legen einer Venenverweilkanüle immer zu Schmerzäußerungen in Form von Weinen oder Aufschreien. Dies führte zu dem Versuch, anstelle des Hypnotikums ein analgetisch wirksames Medikament zu verwenden und damit bei einem relativ wachen Kind eine Punktion schmerzfrei verlaufen zu lassen. Wir wählten deshalb zur rektalen Narkoseeinleitung eine Kombination Ketanest/Diazepam in der Dosierung von 10 mg/kg KG für Ketanest und 0,5 mg/kg KG für Diazepam. Im übrigen wurde genauso verfahren wie bei der rektalen Methohexitalgabe. Das Narkoseverfahren wurde beibehalten, ebenso die gleichen Laborparameter bestimmt und mittels eines eigenen Erfassungsbogens die Reaktionen der Patienten nach Verabreichung sowie postoperativ registriert. Bisher wurden von uns 12 Fälle untersucht. Im Hinblick auf die Laborparameter pCO_2 und CO_2-Volumengehalt in der Ausatemluft zeigen sich keinerlei Unterschiede zu der Gruppe, bei der Methohexital rektal zur Anwendung kam. Bei 2 Kindern (16,7%) im Alter von 4–7 Jahren kam es nach der rektalen Gabe von Ketanest/Diazepam zu unangenehmen Träumen und Halluzinationen. Außer dieser Nebenwirkung trat bei einem Kind präoperativ 11 min nach der rektalen Instillation des Ketanest eine Ateminsuffiziens auf, so daß das Kind über Maske assistiert beatmet werden mußte. In einem Fall kam es zum völligen Versagen der Methode. Trotz gewichtsbezogener Dosierung von Ketanest/Diazepam, richtig angewandter Technik, ohne Stuhlabgang, war das Kind auch nach 15 min weder schläfrig noch schmerzunempfindlich.

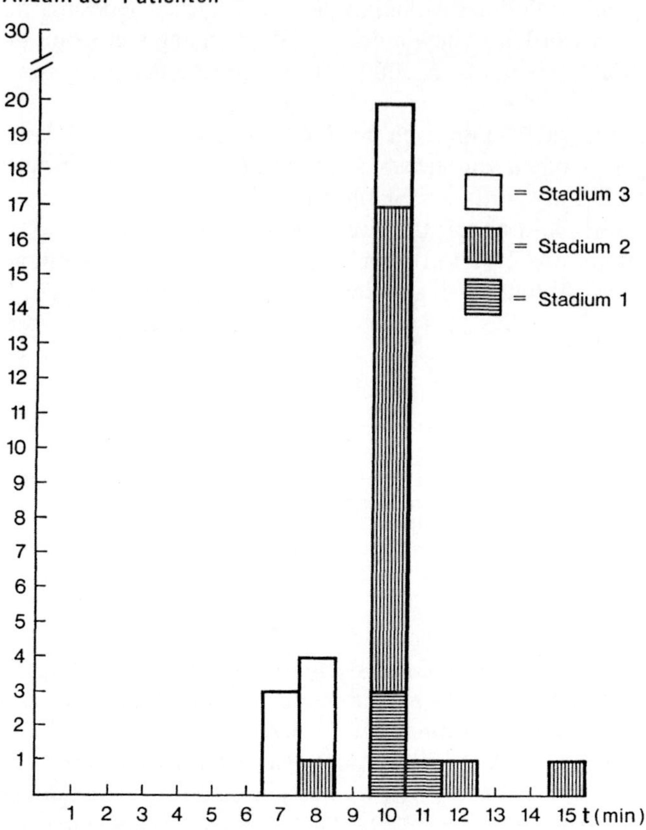

Abb. 9. Graphische Darstellung der Stadieneinteilung in bezug auf die Patientenzahl (Stadieneinteilung)

Die geringe Anzahl von untersuchten Fällen gestattet es jedoch nicht, eine genügend sichere Aussage zu machen. Es scheint fraglich, ob die Vorteile des Ketanest:

a) stark wirkendes Analgetikum,
b) Erhalt der vitalen Funktionen im laryngealen, pharyngealen Bereich,

den Nachteil evtl. auftretender Träume oder Halluzinationen aufwiegen kann.
Sofern man diese Methode anwenden will, scheint sie nur bis zu einem Alter von 4 Jahren geeignet. Hierbei muß man jedoch stark differenzieren, ob es sich um kürzere oder länger dauernde Eingriffe handelt. In den beiden Fällen, bei denen postoperativ Halluzinationen beobachtet wurden, handelte es sich um sehr kurz dauernde Eingriffe, so daß Ketanest als Mononarkotikum anzusehen ist.

Die von Landauer [6] gemachte Angabe, daß 45% der Patienten eine wiederholte Ketaminmononarkose ablehnen, gilt sicherlich auch für Kinder, auch wenn wir exakte Zahlen nicht vorlegen können. Wiederholt wurden wir von Kindern darauf angesprochen, daß sie das angewendete Narkosemittel, Ketanest, nicht noch einmal haben möchten.

Zusammenfassung

Die Vorteile der rektalen Narkoseeinleitung liegen auf der Hand. Sie ist suffizient und sicher bei nur geringen Nebenwirkungen; dabei kindsgerechter als eine i.m.-Prämedikation oder eine frustrane Venensuche [5] bei einem weinenden, schreienden oder tobenden Kind. Auch für kurze Eingriffe ist sie geeignet. Der kürzeste diagnostische Eingriff dauerte 10 min. Obwohl die Methohexitalgabe eine gute Wirkung bei dem Kind zeigte, war es postoperativ ebenso wach wie alle anderen. Das Verabreichen des Medikaments kann jedoch nicht, wie bei der Prämedikation, auf der Station erfolgen, da es sich um eine Narkoseeinleitung und nicht um eine Prämedikation handelt. Die Verabreichung muß daher im Vorraum oder im OP selbst geschehen. Durch diesen gravierenden Nachteil findet diese Methode ihre Grenzen, denn sie zieht einen hohen personellen und zeitlichen Aufwand nach sich. Bis zum Einschlafen des Kindes vergehen 8–10 min, außerdem muß ein Anästhesist erreichbar sein. Weiterhin sollte diese Methode nach unserer Auffassung bei ambulanten Kindern nur nach strenger Indikation angewandt werden. Der Grund ist darin zu sehen, daß ambulante Patienten und insbesondere Kinder prinzipiell als nicht sicher nüchtern anzusehen sind.

Aufgrund der von verschiedenen Autoren festgestellten psychischen Veränderungen bei Kindern nach Anästhesien, betroffen sind hier in erster Linie Kinder zwischen etwa dem 2. Lebensjahr und dem Schulalter, wird der Aufwand durch das Ergebnis gerechtfertigt. Man kommt somit nicht nur der kindgerechten Narkose einen Schritt näher, sondern Nerven von Eltern und Krankenhauspersonal werden geschont.

Für Kinder im 1. Lebensjahr scheint es jedoch nicht ratsam zu sein, diese Methode anzuwenden, da sie a) einer Prämedikation nicht bedürfen und b) das Atemzentrum noch nicht voll ausgereift ist. Die bei diesen Kindern ohnehin vorhandene Möglichkeit der spontan auftretenden Apnoe verbietet die Anwendung aller

---

Vorteile der rektalen Prämedikation
1) Kann auf Station verabreicht werden

Nachteile
1) Unsicherer Wirkungseffekt
2) Abrupter Entzug aus der gewohnten Umgebung (bei nicht eingetretener Wirkung)
3) Psychische Traumatisierung bei unzureichender Wirkung

Vorteile der rektalen Methohexitaleinleitung
1) Ruhiges, sicheres Einschlafen
2) Bezugsperson ist bis zum Einschlafen beim Kind
3) Vermeidung jeglicher psychischer und physischer Traumatisierung

Nachteile
1) Nicht geeignet für alle obstruktiven Lungenerkrankungen

---

möglichen atemdepressiven Medikamente. In diesen Fällen ist die i.v.-Einleitung oder die Maskeneinleitung sicherer, ohne psychische Schäden zu setzen.

Lassen Sie mich zum Schluß die Vorteile aber auch die Kontraindikationen der rektalen Einleitung mit Methohexital klar hervorheben.

Problemlose und sichere Anwendung bei allen ängstlichen und psychisch alterierten Kindern. Gerade diese Kinder sind in ihrer Abwehrhaltung auch nicht mehr bereit, auf oraler Basis eine Prämedikation zu sich zu nehmen.

Keine psychische Traumatisierung des Kindes durch ungeeignete oder insuffiziente Prämedikation oder Einleitung.

Als Kontraindikation sind aufgrund der vermehrten Schleimbildung durch Methohexital, Asthma, Mukoviszidose und alle obstruktiven Lungenerkrankungen zu nennen. Hier bietet sich alternativ Ketanest an.

Diskussion

Frage: Was machen Sie bei Kindern, die sich von den Eltern nicht einmal Fieber messen lassen?

Antwort: Auch in unserer Klinik sind hin und wieder sehr schwierige Kinder zu beobachten. Kinder, die sich von den Eltern selbst Fieber nicht messen lassen, konnten wir bisher nicht feststellen. In außerordentlichen Fällen wird man von den Kindern auf die Frage: „Willst du eine Spritze oder lieber so etwas wie ein Zäpfchen?" eine eindeutige Antwort erhalten.

Frage: Wie lagern Sie die Kinder nach der rektalen Instillation? Halten Sie den Unterkiefer hoch? Und konnten Sie Ateminsuffizienzen durch Zurückfallen der Zunge beobachten?

Antwort: Die Instillation erfolgt in Seitenlage, danach liegt das Kind auf dem Rükken und der Anästhesist beobachtet das einschlafende Kind (Nur durch die Glasscheibe; im Notfall ist er sofort durch die OP-Tür bei dem Kind.). Atemhindernisse durch Zurückfallen der Zunge wurden bei uns nicht beobachtet. Man sollte aber immer daran denken.

Frage: Haben Sie gar kein Kind gehabt, das völlig wach war?

Antwort: Einen völligen Versager haben wir nicht gehabt.

Dr. Mantel regt an, anstelle der 3-Stadien-Einteilungen 4 Stadien zu wählen, um eine Gruppe zu haben, in der die völligen Versager aufgezeichnet werden.

Frage: Wenn die Kinder Stuhlgang haben, tritt dann auch noch ein Effekt ein, oder muß die Dosis wiederholt werden?

Antwort: Bei unseren Untersuchungen zeigten 10% der Kinder Stuhlabgang, der jedoch ohne Effekt auf die Einschlaffrequenz blieb.

Frau Kraus aus Erlangen hat ähnliche Beobachtungen gemacht. Der Effekt ist also trotz Stuhlabgang eingetreten, eine Nachinjektion war nicht notwendig. Wir führen das auf das kurzfristige Zusammenpressen der Gesäßbacken zurück.

Frage: Für uns konkurriert die rektale Instillation mit der intramuskulären Thalamonalgabe. Wir haben festgestellt, daß Kinder bei einer Narkosedauer von mehr als einer halben Stunde postoperativ abrupt wach waren und vermehrt über Schmerzen klagten, wenn Sie eine rektale Methohexitaleinleitung erhalten hatten. Haben Sie das auch beobachtet? Und wenn ja, welche Analgetika haben Sie eingesetzt?

Antwort: Wir verwenden Thalamonal nicht. Zum zweiten Teil der Frage: Die Kinder sind abrupt wach, das können wir bestätigen, wir haben jedoch nicht den Eindruck, daß die Kinder beider Gruppen, d. h. der Kinder, die mit Chloralhydrat prämediziert worden sind und derjenigen, die Methohexital rektal erhalten haben, ein unterschiedlich starkes Schmerzempfinden zeigen. Zur postoperativen Analgesiebehandlung erhalten die Kinder bei uns ein Suppositorium Ben-Uron. Kinder mit urologischen Operationen erhalten in Narkose vor der Operation eine Kaudalanästhesie zur postoperativen Schmerzbehandlung.

Frage: Wie hoch ist die Prozentzahl der Methohexitallösung, 5%ig, 10%ig?

Antwort: 500 mg Methohexitalpulver werden in 5 ml Kochsalz gelöst, das entspricht einer 10%igen Lösung.

Frage: Warum fügen Sie Atropin zur Methohexitallösung hinzu?

Antwort: Aus den gleichen Gründen, aus denen wir es bei der intramuskulären Prämedikation verabreichen:
1) zur Dämpfung einer Vagusüberaktivität,
2) zur Unterbindung der Schleimsekretion.
Da es über den rektalen Weg genauso resorbiert wird wie über den intramuskulären, hat man somit die normale Atropinwirkung wie nach jeder Prämedikationsgabe.

Frage: Haben Sie einen Einfluß auf die Körpertemperatur gesehen? Wir haben nach Methohexitalgabe einen Abfall der Körpertemperatur beobachtet.

Antwort: Nein, darauf haben wir aber auch nicht geachtet.

Frage: Wir prämedizieren mittels einer intramuskulären Injektion. Uns fiel auf, daß die Kinder, deren Eltern bereits sehr ängstlich oder sehr forsch sind, d. h. weniger kooperativ als normale Eltern, das Gros unserer Versager gestellt haben. Haben Sie auch derartige Beobachtungen gemacht?

Antwort: Das können wir ebenfalls bestätigen; Kinder sehr ängstlicher Eltern sind zu einem großen Teil Versager, insbesondere in der Prämedikationsgruppe. Aber auch die Kinder aus der Gruppe II sind zu einem Teil Kinder überaus ängstlicher Eltern. Hier ergibt sich die Frage, ob es sinnvoll ist, die Eltern ebenfalls mit zu prämedizieren. Unsere schwierigsten Patienten sind die Kinder von Pädagogen. Hier ist es schon eine sehr große Hilfe, die Kinder soweit ruhig zu stellen, daß die Eltern merken, hier geschieht etwas Positives. Die Übernahme des Kindes im Halbschlaf, also in einem nicht schreienden Zustand, ist für diese Eltern und ihre Kinder ein wahrer Segen.

Frage: Auch wir haben den Eindruck, daß nach Methohexitaleinleitung die Kinder nach der Narkose unruhiger sind als nach einer Prämedikation mit Thalamonal. Das liegt auch relativ nahe, da es sich dabei nicht um eine analgetisch wirksame Substanz handelt. Wir überlegen uns deshalb auch, was man machen kann. Der Vorschlag der kaudalen Anästhesie ist für mich nicht ohne weiteres einsehbar. Ist es nicht ein sehr großer Aufwand, wenn man im Anschluß an die Operation noch eine Kaudalanästhesie legt?

Antwort: Die Kaudalanästhesie wird bei uns vor der Operation, wenn das Kind schon in Narkose ist, gelegt. Der Mehraufwand an Zeit beträgt etwa 4–5 min.

Frage: Welche Kinder würden Sie nicht auf diese Weise mit Methohexital einleiten, d. h., wie würden Sie sich bei Risikopatienten verhalten?
Antwort: In die Studie wurden nur Kinder der ASA-Klasse I einbezogen, Risikopatienten würde ich auf keinen Fall mit Methohexital rektal einleiten. Für den Fall, daß man die Methode bei Kindern mit obstruktiven Lungenerkrankungen anwenden will, bietet sich sicherlich Ketanest als das bessere Medikament an.

Frage: Auch uns in Gießen liegt das Wohl der Kinder am Herzen. Deshalb sind wir gerade dabei, von der i.m.-Prämedikation auf die orale Prämedikation umzustellen. Wir haben festgestellt, daß der Weg vom Krankenzimmer zum Operationssaal das eigentliche Trauma für das Kind darstellt. Deshalb halte ich die von Ihnen geschilderte Methohexitalgabe für problematisch. – Zweitens: Haben Sie CO_2-Konzentrationen im Blut zwischen der Gabe und dem Operationsbeginn gemessen?
Antwort: Der Transport vom Zimmer zum OP scheint mir weniger traumatisch zu sein, da hier das Kind in seinem eigenen Bett liegt und von seinen Eltern bzw. der ihm bekannten Schwester begleitet wird. Außerdem darf es sein Lieblingsspielzeug dabei haben. Die rektale Methohexitalgabe erfolgt direkt vor der OP-Schleuse, im Beisein von Eltern oder Schwester. Bis zum Einschlafen ist das Kind also immer in Kontakt mit einer ihm bekannten Bezugsperson. Zum zweiten Teil Ihrer Frage: Die CO_2-Konzentration im Blut haben wir nach der rektalen Methohexitalgabe vor Operationsbeginn nicht gemessen.

Frage: Das Einschleusen ist aber doch ein großes Problem?
Antwort: Nein, da schlafen die Kinder.

Frage: Zum Thema Wachwerden und Schmerzen postoperativ: Vielleicht kann man sich dann des alten Tricks der Anwendung eines Kinderzäpfchens Allional oder Ben-Uron bedienen, und damit ist das Problem dann in den meisten Fällen gelöst.
Antwort: Das ist richtig.

Frage: Wie lange haben Sie die Kinder nach sehr kurz dauernden Eingriffen postoperativ im Aufwachraum überwachen müssen?
Antwort: Für diese Studie haben wir sämtliche Kinder bis 135 min nach Gabe im Aufwachraum behalten, sofern die Operation nicht länger als 75 min dauerte. Auf diese Weise waren die Kinder postoperativ immer noch 60 min im Aufwachraum unter Kontrolle. Bei längerer Operationsdauer blieben die Kinder entsprechend länger im Aufwachraum.

Frage: War das notwendig auch bei den Kindern, die nicht in die Studie einbezogen worden sind?
Antwort: Nein.

Frage: Reicht die rektale Gabe von Methohexital für ambulante Kinder aus? Was machen Sie bei ambulanten Patienten?
Antwort: Bei ambulanten Kindern ziehen wir beim geringsten Zweifel, ob das Kind nüchtern ist, die intramuskuläre Prämedikation vor. Nur wenn die Eltern einen absolut zuverlässigen Eindruck machen, wählen wir die rektale Methohexitalgabe zur Narkoseeinleitung bei ambulanten Patienten.

Literatur

1. Bakker S, Moolenaar F et al (1980) Biopharmaceutics of rectal administration of drugs in man. Int J Pharmaceut 5: 127–137
2. Breimer ED (1976) Pharmakokinetiks of Methohexitone following intravenous infusion in humans. Br J Anaesth 48: 643–648
3. Jung D, Mayersohn M, Perrier D (1981) Gaschromatic assay for Thiopental in plasma with use of an nitrogene specific dedector. Clin Chem 27: 113–115
4. Kraus G, Taeger K (1982) Methohexital zur rektalen Narkoseeinleitung bei Kindern. Anaesthesie, Intensivther, Notfallmed 17: 285–289
5. Kühn K, Hausdörfer J, Yildiz F (1981) Problems in cannulation of the veins in the newborn and small-for-date-babies. Int Symp Intensive Care Children. Ljubliana 1981. Pediat Assoc Yugoslavia [Suppl 1] 24/2: 1–21
6. Landauer B (1982) Geeignete Verfahren für die ambulante Anästhesie. Anaesthesiol Intensivmed 10: 379–388
7. Niederer W (1973) Die Einleitung der Narkose. Klin Anaesthesiol Intensivther 2: 148–182
8. Reinand T (1960) Psychatric complications in pediatric anesthesiology. Acta Anesthesiol Scand [Suppl] 8: 39–41
9. Steward DJ (1981) Ambulante Narkosen. ZAK 1981 Berlin. Anaesthesiol Intensivmed 157: 42–46
10. Whitwam JG (1972) The pharmakology of Brietal Sodium. Anaesthesiol Wiederbeleb 57: 2–19

Narkoseeinleitung bei Kindern durch i.m.-Verabreichung von Methohexital

U. Bauer-Miettinen

In unserer Abteilung hat die Methode der Narkoseeinleitung durch intramuskuläres Methohexital bei Kindern eine kleine Vorgeschichte, die auf das Jahr 1976 zurückgeht. Ein Kollege aus einem auswärtigen Krankenhaus bat mich telephonisch um einen Vorschlag für eine zuverlässige und raschwirkende Sedation vor der Inhalationseinleitung bei Kleinkindern. Er hatte bis dahin zu diesem Zweck rektales Thiopental (Trapanal) gebraucht. Die rektale Thiopentalemulsion in der praktischen Wegwerfspritze mit Applikator war aber gerade damals von der Herstellerfirma aus dem Handel gezogen worden. Weil die Zubereitung einer wäßrigen Lösung speziell für die rektale Verabreichung für ihn zu umständlich war, suchte er eine passende Alternative. Da er in seinem Krankenhaus als einziger Anästhesist mit ausgebildeten Narkoseschwestern arbeitete, sollte sich die neue Methode auch für sie eignen; die Dosierung müßte einfach, und der sedative Effekt so zuverlässig sein, daß die Inhalationseinleitung und die Venenpunktion beim schon schlafenden Kind durchgeführt werden könnten. Selbstverständlich sollten die Nebenwirkungen selten und die Aufwachphase möglichst kurz sein. Ich erinnerte mich an einen amerikanischen Artikel aus den frühen 60er Jahren, in dem intramuskuläres Methohexital als Basisnarkotikum für Kinder empfohlen wurde [7]. Dieses kurzwirkende Oxybarbiturat schien die gestellten Anforderungen recht gut zu erfüllen. Um uns ein Urteil über die Methode bilden zu können, haben wir anschließend eine klinische Studie durchgeführt [2].

Da die in der amerikanischen und englischen Literatur vorgeschlagenen Dosen recht unterschiedlich sind [3–7], haben wir zuerst verschiedene Methohexitaldosen zwischen 2 und 6 mg getestet und dann ein möglichst einfaches und praktisches Dosierungsschema gewählt. 10 ml destilliertes Wasser werden in einer Standardflasche mit 500 mg Methohexital-Trockensubstanz gemischt; dies ergibt eine 5%ige Lösung mit 50 mg Methohexital pro ml. Für Kinder unter 20 kg Körpergewicht kann auch eine Kleinampulle mit 100 mg Trockensubstanz benützt werden, die in lediglich 2 ml destilliertem Wasser aufgelöst wird. Die Dosierung beträgt 5 mg/kg

---

Einleitung mit Methohexital i.m.

Keine Prämedikation
Methohexital 5% = 50 mg/ml
Dosierung: 5 mg/kg KG = 0,1 ml/kg KG
Atropin 0,02 mg/kg KG
(als Zusatz in Mischspritze)

KG, dies entspricht 0,1 ml der erwähnten Lösung pro kg KG. Atropin in einer Dosis von 0,02 mg/kg KG wird in die gleiche Spritze aufgezogen. Die Kinder erhalten keine andere Prämedikation. Die korrekte Dosis von Methohexital für den jeweiligen Patienten, in ml ausgedrückt, ist einfach zu kalkulieren, indem man das Körpergewicht durch 10 dividiert; d. h., wir müssen nur das Dezimalkomma in das Körpergewicht einsetzen und haben somit das zu verabreichende Volumen der erwähnten Methohexital-Lösung.

2jähriges Kind – 12 kg

Methohexital 0,1 ml/kg KG =
1,2 ml = 60 mg als 5%ige Lösung

Die Ergebnisse unserer ersten, 102 hospitalisierte Patienten umfassenden Studie [2] stehen im Einklang mit den Resultaten von Elman und Denson im Jahre 1965 [4]. 83% unserer Patienten waren innerhalb von 15 min nach der intramuskulären Injektion von Methohexital eingeschlafen, die übrigen 17% waren bei der Inhalationseinleitung ruhig und kooperativ (Tabelle 1). Nebenwirkungen waren selten und nicht gravierend (Tabelle 2): Singultus und leichte Hypotension, die wir bei je 5 Kindern beobachtet haben, verschwanden spontan ohne therapeutische Maßnahmen. 4 Patienten, die nicht eingeschlafen waren, wiesen Symptome psychomotorischer Erregung auf. Sie wurden schwatzhaft, lachten und wälzten sich im Bett. Trotzdem

Tabelle 1. Einschlafen nach Methohexital i.m. (stationäre Patienten 1980)

Einschlafdauer [min]	n	
0–5	57	
5–10	21	83,3%
10–15	7	
>15	17	
Gesamt	102	

Tabelle 2. Nebenwirkungen nach Methohexital i.m. (stationäre Patienten 1980)

Nebenwirkungen	n
Singultus	5
Psychomotorische Exzitation	4
Atemdepression	3
Hypotension [>20 mmHg (>2,7 kPa) systolisch]	5
Gesamt	17

ließen sie sich ohne Schwierigkeiten dazu überreden, den „Schlafballon" aufzublasen. Die bei 3 Patienten aufgetretene Atemdepression war von vorübergehender Natur. Da es sich um eine Einleitungsmethode und nicht um eine Prämedikation handelt, muß der Patient selbstverständlich von der Injektion bis zum Narkosebeginn in Obhut des Anästhesisten bleiben. Dieser führt ein Beatmungsgerät mit, wenn Methohexital auf der Bettenstation oder in der Poliklinik verabreicht wird.

Postoperativ waren 69% der Patienten innerhalb von 20 min nach Beenden der Narkose ansprechbar (Tabelle 3).

Tabelle 3. Aufwachphase nach Methohexital i.m. (stationäre Patienten 1980)

Dauer [min]	n	
0–10	36	
10–20	34	} 69%
20–30	22	
>30	10	
Gesamt	102	

Wir haben nie schlechte Folgen an der Injektionsstelle beobachtet noch sind uns solche nachträglich gemeldet worden.

Dieses Verfahren, das anfangs nur versuchsweise eingeführt wurde, hat sich in der Folge bewährt: Seit 6 Jahren ist intramuskuläres Methohexital bei uns in über 600 Fällen verabreicht worden. Um es gleich hier klarzustellen: Anstelle der Einleitung mit intramuskulärem Methohexital praktizieren wir selbstverständlich bei der Mehrzahl der Patienten übliche Prämedikationsmethoden, wobei wir heute bei nüchternen Patienten der peroralen Prämedikation den Vorzug geben [1]. Die Hauptindikation für Methohexital ist heute die Anästhesie bei ambulanten Eingriffen einschließlich Zahnbehandlungen. Gelegentlich verabreichen wir Methohexital auch anstelle einer geplanten Prämedikation, wenn ein Fall im Operationsprogramm unerwartet vorverschoben werden muß und dabei eine normale Prämedikation aus zeitlichen Gründen nicht mehr gegeben werden kann.

Methohexital i.m. (Kinderspital Basel 1982)

Indikationen
– Ambulante Kinder bis 25 kg KG
– Kurzeingriffe bei stationären Patienten
– Agitierter, geistig retardierter Patient
– Anstelle der geplanten Prämedikation

Kontraindikation
– Voller Magen

Um die Brauchbarkeit der Methode auch bei ambulantem Patientengut zu dokumentieren – unsere erste Studie wurde ausschließlich bei stationären Patienten

Tabelle 4. Methohexital i.m. bei 114 Patienten (Kinderspital Basel 1981)

Ambulante Patienten	n
– Pädiatrische	6
– Chirurgische/orthopädische	19
– Zahnärztliche	38
Gesamt	63 (55%)
Stationäre Patienten	n
– Pädiatrische	3
– Chirurgische/orthopädische	18
– Zahnärztliche	30
Gesamt	51 (45%)

durchgeführt –, haben wir die Anästhesieprotokolle von 114 Kindern kontrolliert, denen im Jahr 1981 intramuskuläres Methohexital verabreicht wurde. 63 (55%) dieser Patienten wurden ambulant behandelt (Tabelle 4). Die pädiatrischen Fälle waren alle onkologische Patienten, programmiert für Knochenmarksbiopsien und Lumbalpunktionen. In der chirurgisch-orthopädischen Patientengruppe wurden kurze Eingriffe wie Inzisionen, Entfernung von Osteosynthesematerial, Gips- und Verbandswechsel usw. durchgeführt. Die Mehrzahl der Zahnarztpatienten waren im Alter zwischen 3 und 5 Jahren; das jüngste Kind im chirurgischen Patientengut war 11 Monate alt (Tabelle 5). Die Angaben über das Körpergewicht (Tabelle 6) liegen altersentsprechend mit Minimum und Maximum bei 8,6 bzw. 24 kg.

Alle Patienten kamen vor dem Eingriff zu einem Vorbesuch zum Anästhesisten zwecks Aufnahme der Anamnese, gleichzeitig wurde den Eltern und dem Kind das Verfahren erklärt.

Für uns zwar es u. a. wichtig herauszufinden, ob für die Tagesklinik die Methode in bezug auf Zeitaufwand flexibel genug ist; ferner wollten wir wissen, ob die ihre Kinder begleitenden Eltern diese Art Narkoseeinleitung akzeptieren würden.

Tabelle 5. Methohexital i.m. bei 63 ambulanten Patienten (1981). Einteilung nach Alter

Alter (Jahre)	Zahnärztliche Patienten n	Chirurgische/pädiatrische Patienten n
< 1	0	1
1–2	0	5
2–3	7	4
3–4	12	4
4–5	12	2
5–6	6	5
> 6	1	4
Gesamt	38	25

Tabelle 6. Methohexital i.m. bei 63 ambulanten Patienten (1981). Einteilung nach Körpergewicht

Körpergewicht [kg]	Zahnärztliche Patienten n	Chirurgische/pädiatrische Patienten n
< 10	0	4
10–15	9	6
15–20	23	9
> 20	6	6
(8,6–24) Gesamt	38	25
Mädchen	15	13
Knaben	23	12

Die Patienten kommen etwa 10 min vor Narkosebeginn in die Ambulanz. Während der Injektion darf die Mutter das Kind halten und nachher bei ihm bleiben, bis es eingeschlafen ist. Dies ist eine Ausnahme: Die Anwesenheit der Eltern bei der Narkoseeinleitung wird sonst bei uns nicht toleriert. Anschließend wird das Kind in Begleitung des Anästhesisten in den Narkosevorbereitungsraum gebracht.

In der Regel warten wir 10 bis 15 min nach der i.m.-Injektion, bevor wir mit der Inhalationsnarkose beginnen, damit die Atropinwirkung einsetzen kann. 27 der ambulanten 63 Kinder (43%) waren bei der Einleitung eingeschlafen und 21 (33%) waren schläfrig und kooperativ (Tabelle 7); die Sedation war bei 76% der Patienten zufriedenstellend. Psychomotorische Erregung wurde auf 14 Anästhesieprotokollen vermerkt, ein Kind war während der Einleitung nicht sediert sondern eher agitiert.

Im Vergleich waren 83% der früher untersuchten stationären Patienten 15 min nach der i.m.-Injektion eingeschlafen und nur 4 wiesen Symptome von Exzitation auf. Der Unterschied im Verhalten zwischen den 3 Jahre früher untersuchten stationären und den später auf gleiche Art mit i.m.-Methohexital anästhesierten ambulanten Patienten schien mir nicht klar. Ich habe daraufhin die Narkoseprotokolle von weiteren 51 Patienten kontrolliert, denen im Jahr 1981 ebenfalls i.m. Methohexital

Tabelle 7. 63 ambulante Patienten (1981). Inhalationseinleitung nach Methohexital i.m.

Zustand nach Einleitung	Operation		
	Zahnärztlich n	Chirurgisch n	Gesamt n
Schlafend	20	7	27 (43%)
Gut sediert	9	12	21 (33%)
Zufriedenstellend			48 (76%)
Sedation + Exzitation	9	5	14
Starke Unruhe	0	1	1
Ungenügend			15 (24%)

Tabelle 8. 51 stationäre Patienten (1981). Inhalationseinleitung nach Methohexital i.m.

Zustand nach Einleitung	Operation		
	Zahnärztlich n	Chirurgisch n	Gesamt n
Schlafend	15	16	31 (61%)
Gut sediert	12	2	14 (27%)
Zufriedenstellend			45 (88%)
Sedation + Exzitation	1	3	4
Starke Unruhe	2	0	2
Ungenügend			6 (12%)

verabreicht wurde, die aber zur stationären Behandlung am Vortag aufgenommen worden waren (Tabelle 8). In dieser Gruppe war die Sedation bei 88% der Patienten zufriedenstellend; 31 der 51 Kinder (61%) waren vor der Inhalationseinleitung schon eingeschlafen. 4 Patienten wiesen Exzitationssymptome auf und 2 waren nicht sediert. Diese Resultate sind eher vergleichbar mit den Ergebnissen bei ebenfalls stationären Patienten aus der ersten Studie.

Der stationäre Aufenthalt ist möglicherweise ein Faktor, der den sedativen Effekt des Barbiturats – oder i. allg. eines beruhigenden Prämedikationsmittels – auf positive Weise beeinflußt. Das Kind hat Zeit, sich an die neue Umgebung zu gewöhnen und sich mit den andern kleinen Schicksalsgenossen zu identifizieren. Ich glaube, daß eine Ambulantenstation oder ein hektischer Poliklinikbetrieb selten die beruhigende, kinderfreundliche Atmosphäre bietet, derer es bedarf, um ein aufgeregtes Kleinkind behutsam zu narkotisieren. Zudem haben wir den Eindruck, in unserem ambulanten Patientengut weitaus mehr hypernervöse Kinder überprotektiver Mütter anzutreffen als bei den stationären Patienten. Diese werden heute oft durch ihre Eltern erstaunlich gut auf den Krankenhausaufenthalt vorbereitet. Bisher haben sich die Eltern der ambulanten Kinder nur positiv zur intramuskulären Einleitung geäußert. Wir sind sogar mehrmals gebeten worden, bei einem weiteren Eingriff die gleiche Methode anzuwenden.

Um den bei ambulanter Behandlung wichtigen Zeitfaktor zu illustrieren, habe ich die für die Vorbereitung nötige Zeit zwischen der intramuskulären Injektion und dem Beginn des Eingriffs in einer Tabelle zusammengefaßt (Tabelle 9). Durchschnittlich wurden bei Intubationsnarkosen für operative Eingriffe 20 min und für

Tabelle 9. Vorbereitungszeit i.m.-Injektion bis zum Beginn des Eingriffs. (63 ambulante Patienten 1981)

	Zahnsanierungen n	[min]	Chirurgie n	[min]
Intubation	33	30	7	20
Maske	5	8–9	18	17

Zahnsanierungen 30 min benötigt – der zeitliche Mehraufwand für die letzteren ist bei uns auf den recht umständlichen Transport aus dem Narkosevorbereitungsraum über zwei lange Korridore in das Zahnarztzimmer zurückzuführen. Bei Maskennarkosen für kurze oberflächliche Eingriffe dauerte die Einleitung einschließlich der chirurgischen Vorbereitung 17 min; 8 bis 9 min verstrichen nach der i.m. Injektion, bis die genügende Narkosetiefe erreicht war, damit unkomplizierte Zahnextraktionen durchführbar waren. Dieser Zeitaufwand scheint mir ohne weiteres akzeptabel, da vorher keine Wartezeit für den Wirkungseintritt einer konventionellen Prämedikation in Kauf genommen werden muß.

Alle 63 ambulanten Kinder konnte 2 h nach Beenden der Narkose nach Hause entlassen werden; sie waren vorher mobilisiert worden und hatten Tee getrunken.

Unsere Erfahrungen über die Narkoseeinleitung durch intramuskuläres Methohexital über fast 6 Jahre möchte ich folgendermaßen zusammenfassen:

1) Es handelt sich um eine leicht durchführbare und praktische Methode mit einer altbekannten Substanz.
2) Obwohl eine Injektion unumgänglich ist, scheint der intramuskuläre Schmerz geringfügig zu sein und schnell abzuklingen.
3) Im Vergleich zur rektalen Applikation ist eine zuverlässigere Dosierung gewährleistet.
4) Die Technik eignet sich besonders gut für ambulante Wahleingriffe: Die Wartezeit nach einer konventionellen Prämedikation fällt aus, das Mittel wirkt in wenigen Minuten, das Kind schläft sanft und natürlich ein.
5) Die Eltern können bei der Einleitung anwesend sein und akzeptieren die Methode gut.
6) Die orale Flüssigkeitszufuhr kann kurz nach dem Eingriff beginnen. Die Entlassung nach Hause ist in der Regel nach 2 h möglich.
7) Ein mildes Analgetikum ist oft nach chirurgischen Eingriffen erforderlich. Sollten in der Aufwachphase Symptome psychomotorischer Erregung auftreten, sprechen die Patienten am besten auf eine kleine Dosis eines intravenösen Analgetikums an.
8) Die Technik darf meiner Ansicht nach nicht bei Patienten mit vollem Magen angewendet werden. Sollte Atemdepression resultieren und assistierte Beatmung mit Maske nötig sein, besteht Regurgitations- und Aspirationsgefahr.

Diskussion

Frage: Die intramuskuläre Verabreichung von Methohexital scheint in Ihrer Klinik von den Kindern außerordentlich gut toleriert zu werden. Wir hören immer wieder von unseren Kindern: „Bitte, keine Spritze ins Bein, lieber in den Arm!" Gemeint sind damit die Punktionen zum Legen einer Teflonverweilkanüle. Haben Sie diese Reaktion bei Ihren Kindern auch bemerkt?
Antwort: Wir praktizieren bei Kindern unter 9–10 Jahren mehrheitlich die Inhalationseinleitung. Die intramuskuläre Methohexitalmethode ist bei uns mehr eine Ausnahme. Die verschiedenen Prämedikationsmethoden, die wir praktizieren, konnten Sie der Tabelle entnehmen. Wenn wir die Kinder oral mit einem Neurolep-

tikum, meistens Taraktan, prämedizieren, so schlafen sie in der überwiegenden Anzahl der Fälle schon vor der Einleitung. Die intravenöse Einleitung betreiben wir routinemäßig erst bei Kindern ab 10 Jahren. Sehr viele unserer Kinder, aber auch Jugendliche, wollen auf keinen Fall eine intravenöse Einleitung, sondern bevorzugen die Maskeneinleitung, die sie bei uns schon einmal, evtl. im jüngeren Alter, erhalten haben. Es ist uns aufgefallen, daß der Injektionsschmerz nach der intramuskulären Methohexitalgabe sehr schnell verschwindet. Vor ein paar Wochen habe ich Gelegenheit gehabt, diesbezüglich Herrn Prof. Dundee aus Belfast zu fragen, was er zu dieser intramuskulären Injektion meint, und auch Prof. Dundee hat mir bestätigt, daß er ebenfalls den Eindruck hat, daß der Injektionsschmerz nach der Methohexitalgabe sehr milde ist. Dies ist um so erstaunlicher, als Methohexital stark alkalisch mit einem pH-Wert um 10 ist. Prof. Dundee konnte dies Phänomen auch nicht erklären. Wir alle wissen, wie schmerzhaft die intravenöse Gabe von Methohexital ist.

Frage: Woher sollen die Atemdepressionen kommen, die Sie bei nicht nüchternen Kindern befürchten?

Antwort: Herr Prof. Kirchner, ich habe Ihnen gezeigt, daß wir bei 3 oder 4 Kindern rein klinisch eine Atemdepression gesehen haben. Eine Atemdepression nach Barbiturat oder anderen Einleitungsmitteln ist ja ein bekanntes Phänomen. Der Plasmaspiegel des Methohexitals nach i.m.-Gabe steigt sehr rasch. Deshalb glaube ich, daß es durchaus möglich ist, daß man irgendeinmal eine vorübergehende Atemdepression sehen kann. Will man diese Atemdepression nicht tolerieren, so muß assistiert beatmet werden, und es kann dann die Gefahr bestehen, daß das Kind aspiriert. In den Arbeiten von Miller u. Stölting [6] sowie in der Arbeit von Ellmann u. Denson [4] werden sowohl nüchterne sowie nicht nüchterne Patienten auf diese Weise narkotisiert. Aber ich empfehle es nicht.

Frage: Ich glaube, es ist schon ein Problem: Man muß prämedizieren und man hat eine Narkoseeinleitung. Würden Sie, wenn Sie genügend Schwestern und Anästhesieärzte hätten, auf eine Prämedikation verzichten und Ihre Methode ausschließlich zur Narkoseeinleitung nehmen?
Meinen Sie, es wäre praktikabel, auf die Prämedikation zu verzichten, wenn genügend geschulte Schwestern vorhanden sind, die auf alle Komplikationen vorbereitet sind oder genügend Anästhesisten zur Verfügung stehen? Denn die Prämedikation hat ja auch einmal ein Risiko.
Antwort: Sie meinen also, Herr Mantel, daß man alle Kinder routinemäßig mittels intramuskulärer Injektion mit Methohexital auf der Abteilung einleiten würde. Ich halte dies unter Obhut einer geschulten Anästhesieschwester durchaus für möglich. Ich halte diese Methode jedoch, wie schon besprochen, für eine ausgesprochene Kleinkindereinleitung, also bis zu einem Alter von 5–6 Jahren, entsprechend 25 kg KG. Bei dieser Einleitung haben wir nach der Injektion auch selten Venenprobleme.

Frage: Wie weit gehen Sie mit Ihrer Methode in der Altersgrenze nach unten?
Antwort: Unser jüngstes Kind war 7–8 Monate alt. Darunter gehen wir nicht. Wir prämedizieren allerdings auch unsere jüngeren Kinder, außer den Neugeborenen, denn ich finde, daß für einen jungen Assistenten eine gute Prämedikation eine große Hilfe ist.

Frage: Frau Bauer-Miettinen, der gute Sedationseffekt, den Sie uns gezeigt haben, ist mit vielen anderen Mitteln auch zu erreichen.

Bemerkung Kühn: Frau Podlesch und Herr Mantel, bei der Prämedikation insbesondere im Kindesalter spielt der Zeitfaktor eine wesentliche Rolle. Es ist sicherlich nicht nur in unserer Klinik üblich, daß es heißt: „Nun aber schnell runter mit dem Kind!" Dann erhält das Kind die intramuskuläre Spritze zur Prämedikation oder das Zäpfchen verabreicht und wird auf dem schnellsten Wege in den OP-Saal gebracht. Auf diese Weise kann keine Prämedikation wirken. Man kann also praktisch auf die Prämedikation verzichten. In der Methode, wie Frau Bauer-Miettinen sie vorgetragen hat, sehe ich ebenso wie in derjenigen, wie wir sie vorgetragen haben zwar eine vorgezogene Einleitung und damit eine stärkere Forderung des Anästhesisten, auf der anderen Seite kann er sich jedoch die Zeit besser einteilen, d. h. er kann das Kind zum adäquaten Zeitpunkt bestellen, zu dem die Methohexitaldosis gegeben werden kann.

Frage: Wie ist es denn mit der Gewebeverträglichkeit?
Antwort: Ich kenne keine histologischen Untersuchungen, ich würde diese sicherlich bei uns auch nicht durchführen lassen. Sporadisch haben wir die Gelegenheit gehabt, Kinder zu untersuchen, die auf diese Weise eingeleitet worden sind. Wir haben jedoch nie irgendwelche Komplikationen beobachten können. Auch in der amerikanischen Literatur findet sich kein Hinweis auf Komplikationen an der Injektionsstelle. Es dürfte auch schwierig sein, die Patienten nach der überstandenen Operation noch einmal zu einer kleinen Biopsie einzubestellen. Wichtig ist jedoch, daß man darauf achtet, die Injektion wirklich intramuskulär zu geben. Bei adipösen Kindern muß man also eine entsprechend lange Nadel nehmen, um tief i.m. injizieren zu können.

Frage: Wenn Sie ein Kind mit einem Venenzugang haben, würden Sie dann Ihre Narkoseeinleitung i.m. verabreichen?
Welche Dosierung würden Sie dann wählen?
Antwort: Selbstverständlich, Herr Mantel, würde ich i.v. einleiten. Wenn schon eine Kanüle liegt, erfolgt die Einleitung i.v. Zur i.v.-Einleitung verwenden wir jedoch anstelle von Methohexital Thiopental.

Frage: Frau Bauer-Miettinen, würden Sie einen Vorteil der intramuskulären Gabe mit Methohexital gegenüber der rektalen Methohexitalinstillation sehen oder nicht? Soweit ich das überblicke, scheinen die Erfolgsquoten für Methohexital rektal höher zu liegen.
Antwort: Sie haben durchaus recht, die Vorteile, die ich sehe, sind rein subjektiver Art. Ich arbeite nicht so gerne am Anus.

Bemerkung Kühn: Die Erfolgsquote, die wir vorgetragen haben, unter Berücksichtigung der Stadien II und III, liegt bei der gleichen Prozentzahl wie diejenige von Frau Bauer-Miettinen. Frau Bauer-Miettinen, Sie hatten 88% angegeben, wir liegen bei 89%, die Zahlen differieren also kaum.

Frage: Bliebe also die Überlegung im Raum, daß die rektale Applikation auch weniger schmerzhaft ist als die intramuskuläre.
Antwort: Dem stimme ich zu.

Frage: Könnte die rektale Instillation u. U. durch die Mütter erfolgen?
Antwort: Ich glaube, daß hier einige geographische Unterschiede bestehen. Wir in Basel haben recht viele Kinder, die die rektale Einleitung gar nicht schätzen. Sie zappeln mindestens genauso viel wie bei einer intramuskulären Injektion. Ich kann jedoch nicht erklären, warum. Da gibt es bei den Kindern sicherlich sehr große individuelle Unterschiede.

Literatur

1. Bauer-Miettinen U, Horazdovsky-Nabak R (1975) Chlorprothixen als Prämedikation bei Kindern: Orale contra intramuskuläre Verabreichung. Anaesthesist 24: 354
2. Bauer-Miettinen U, Palas T (1980) Narkoseeinleitung bei Kindern durch intramuskuläre Verabreichung von Methohexital. Anaesthesie Intensivther Notfallmed 15: 237
3. Clark JL, Dedrick DF (1982) Anästhesie in der Kinderchirurgie. In: Lebowitz P (Hrsg) Praktische Anästhesie. Thieme, Stuttgart New York, S 297
4. Elman DS, Denson JS (1965) Preanesthetic sedation of children with intramuscular Methohexital Sodium. Anesth Analg (Cleve) 44: 494
5. Kay B (1972) Brietal Sodium in children's surgery. Anaesthesiol Wiederbeleb 57: 149
6. Miller JR, Stoelting VK (1963) A preliminary communication on the sleep-producing effect of intramuscular Methohexitone Sodium in the paediatric patient. Br J Anaesth 35: 48
7. Miller JR, Stoelting VK, Dann MW (1961) A preliminary report on the use of intramuscular Methohexital Sodium (Brevital) for pediatric anesthesia. Anesth Analg (Cleve) 40: 573

Ein alternatives Verfahren zur i.m.-Prämedikation im Kindesalter: Die orale Prämedikation

H. Sueß

Die Prämedikation von Kindern wird ab dem 6. Lebensmonat allgemein empfohlen. Die am häufigsten geübte Praxis ist die intramuskuläre Verabreichung der Prämedikationsdrogen, wobei es sich zumeist um ein Anticholinergikum zusammen mit einem Sedativum und/oder Analgetikum handelt.

Aus naheliegenden Gründen ist die orale Prämedikation gerade für Kinder besonders angenehm (keine Injektion) und dürfte seit den Untersuchungen von Doughty, Haq und Dundee, Boyd und Manford u. a. Autoren ein anerkanntes Prämedikationsverfahren im Kindesalter darstellen [1–9, 12, 13].

Die orale Prämedikation bietet folgende Vorteile für die Kinder:
1) Keine Injektion – sie ist somit im weitesten Sinne „nicht invasiv".
2) Bis zum Wirkungseintritt gibt es keine Unterbrechung bzw. Beeinträchtigung des „Eltern-Kind-Kontakts" durch Schmerz oder Angst. Diese Tatsache erachten wir präoperativ als besonders ins Gewicht fallend.
3) Keine zusätzlichen Materialkosten.

JEDOCH: Erfüllt die orale Prämedikation die geforderten Kriterien medikamentöser Vorbereitung zur Anästhesie? Gibt es eine besonders geeignete Medikamentkombination? Ist es gerechtfertigt, die orale Prämedikation für die elektive Kinderchirurgie zur Methode der 1. Wahl zu machen?

Um diese Fragen zu beantworten, wurde unsere Studie durchgeführt.

Patienten und Methode

1000 Kinder im Alter von 11 Tagen bis 17 Jahren, die sich Anästhesien zu elektivchirurgischen Eingriffen zu unterziehen hatten, wurden nach ihrer Ankunft im OP-Trakt anhand eines Untersuchungsbogens untersucht.

Neben Angaben zur Person (Name, Alter, Geschlecht, Gewicht) waren Art und Dosierung sowie der Zeitpunkt der Prämedikation und das geplante Narkoseverfahren zu vermerken.

Während dreier klar unterschiedener Phasen (Ankunft im OP, Einleitung und Aufwachphase) war das Verhalten der Patienten durch Ankreuzen vorgegebener Möglichkeiten im Untersuchungsbogen zu charakterisieren.

Am Schluß war mit „gut", „mäßig" oder „schlecht" ein Gesamturteil abzugeben. 40 Kinder wurden darüber hinaus vor Anästhesiebeginn eingehend klinisch – mit kapillären Blutgaswerten – untersucht.

Bei 30 Kindern wurden vor, während und nach Erhalt der Prämedikation EEG-Ableitungen mit einem konventionellen EEG-Schreiber geschrieben.

Aus Sicherheitsgründen und aus Gründen der Praktikabilität wurde auf Blind- und Doppelblindstudienbedingungen verzichtet.

Gruppen

⅓ unserer Kinder erhielten Thalamonal/Atropin i.m. oder Ketanest/Atropin i.m.

⅔ erhielten orale Prämedikation, und zwar Rohypnol/Bellafolin mit oder ohne Dolantin oder Dominal/Bellafolin/Dolantin.

Tabelle 1 zeigt Herkunft, Zusammensetzung und Dosierung sowie den Prämedikationszeitpunkt der im einzelnen benutzten Medikamente.

Tabelle 1. Herkunft, Zusammensetzung, Dosierung und Prämedikationszeitpunkt der eingesetzten Medikamente

	Standarddosis (Tropfen/kg)
Rohypnol = Flunitrazepam – Hoffmann la Roche – 1 ml ≙ 2 mg ≙ 42 Tropfen 1 Tropfen ≙ 0,048 mg	Oral 1–3 Tropfen 90 min präoperativ
Dominal = Prothipendyl – Homburg – 1 ml ≙ 40 mg ≙ 20 Tropfen 1 Tropfen ≙ 2 mg	Oral 1–2 Tropfen 90 min präoperativ
Dolantin = Pethidin – Hoechst – 1 ml ≙ 50 mg ≙ 20 Tropfen 1 Tropfen ≙ 25 mg	Oral 1 Tropfen 90 min präoperativ
Bellafolin = l-Hyoszyamin – Sandoz – 1 ml ≙ 0,5 mg ≙ 20 Tropfen 1 Tropfen ≙ 0,025 mg	Oral ½ Tropfen 90 min präoperativ
Thalamonal 0,2–0,4 ml/10 kg oder 0,1 ml/Jahr	Intramuskulär 45 min präoperativ
Ketanest 2–(5) mg/kg	5 min präoperativ
Atropin 0,018–0,02 mg/kg	45 min präoperativ

Ergebnisse

76,5% der Kinder, die Thalamonal/Atropin erhalten hatten, wurden als „gut" eingestuft. 15,2% waren „mäßig" prämediziert und 8,3% „schlecht".

Zieht man von den „schlecht" prämedizierten noch die aus zeitlichen Gründen schlecht ausgefallenen Prämedikationen ab, so verbleibt ein Prozentsatz von 5,2% „echten Versagern".

Aus Abb. 1 und 2 sind die entsprechenden Prozentzahlen für die anderen Gruppen zu ersehen.

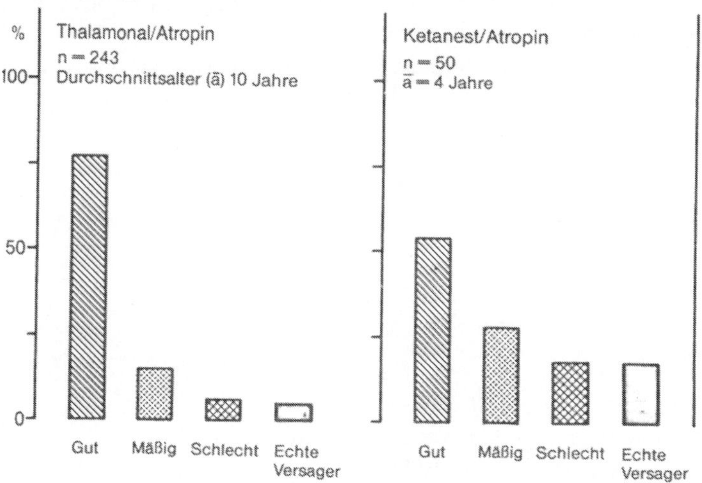

Abb. 1. Ergebnisse der i.m.-Prämedikation mit Thalamonal/Atropin und mit Ketanest/Atropin. n = 293

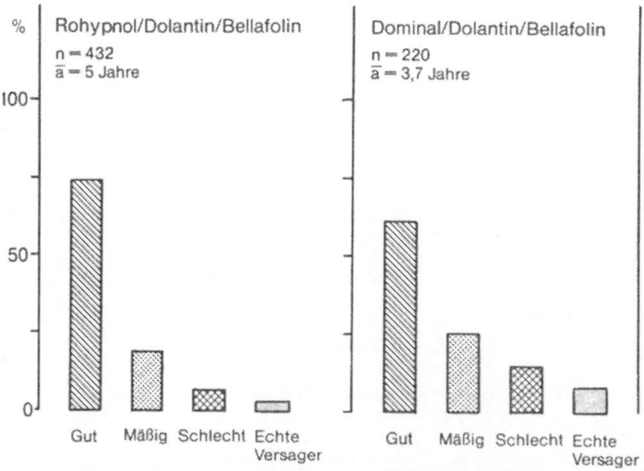

Abb. 2. Ergebnisse der oralen Prämedikation mit Rohypnol/Dolantin/Bellafolin und mit Dominal/Dolantin/Bellafolin (n = 668). *DOL*, Dolantin; *BE*, Bellafolin

Tabelle 2. Bewertungskriterien für eine „gute" Prämedikation

	Gut	
Präoperativ	Bei Einleitung	Aufwachphase
Ruhig, schläfrig, schlafend aber nicht komatös	Keine Reaktion, kooperativ	Keine Unruhe

Tabelle 2 und Abb. 3 und 4 zeigen unsere Bewertungskriterien und geben eine Übersicht, wie hoch die Repräsentanz der einzelnen Gruppen in den verschiedenen Merkmalen, die zum Urteil „mäßig" bzw. „schlecht" geführt haben, war.

Präoperative Ängstlichkeit führte etwa bei Thalamonalprämedikation am häufigsten zum Urteil „mäßig", während dies bei Dominalprämedikation hauptsächlich im Mangel an Kooperation bei der Einleitung begründet war (Abb. 3). Waren Kinder mit Rohypnol „schlecht" prämediziert, so waren präoperative Unruhe und/ oder ausgeprägte Wehrigkeit bei der Einleitung zusammen mit „Zeitversagern" die Hauptgründe. Ausgeprägte Wehrigkeit bzw. eine „gewaltsame" Einleitung waren häufigste Kennzeichen „schlechter" Prämedikation mit Thalamonal bzw. Dominal. Überraschend waren mit Ketanest prämedizierte Kinder bei uns bei „schlecht" klas-

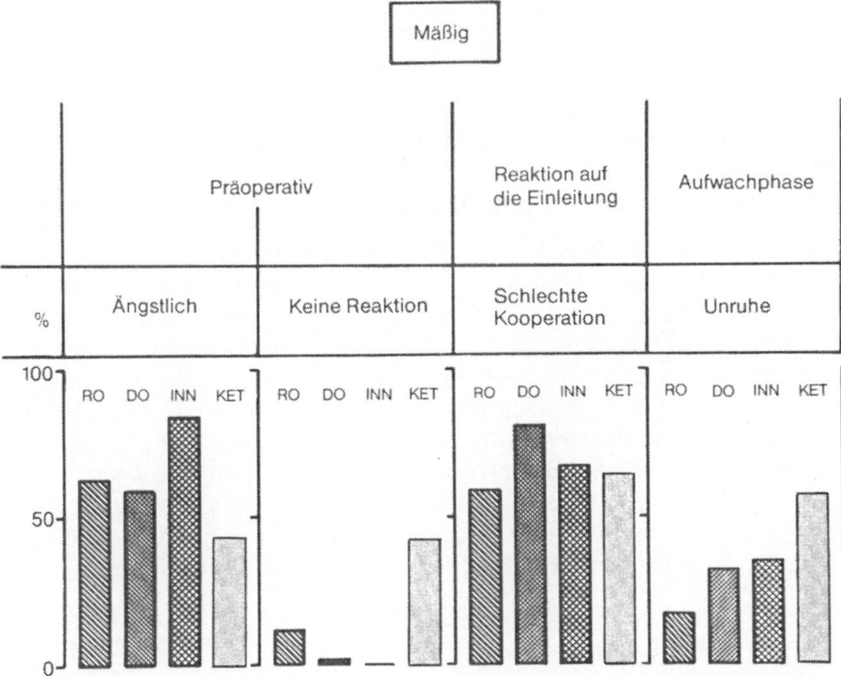

Abb. 3. Repräsentanz der einzelnen Gruppen in den verschiedenen Merkmalen, die zum Urteil „mäßig" geführt haben

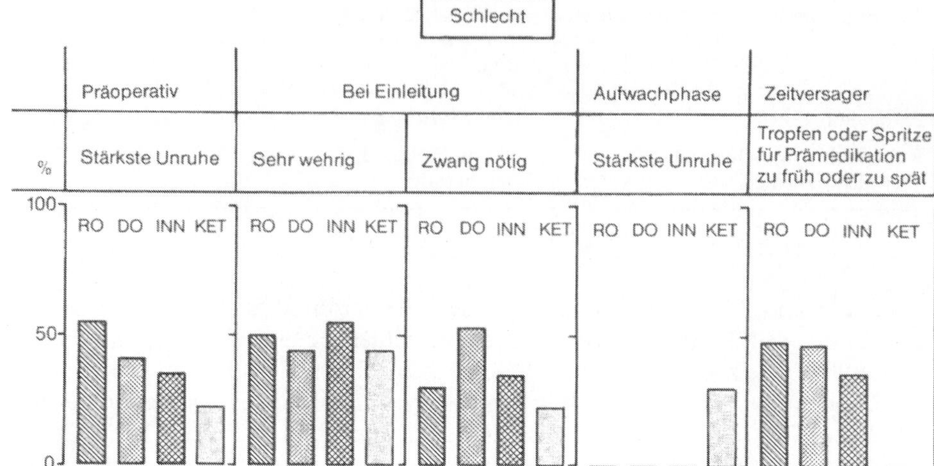

Abb. 4. Repräsentanz der einzelnen Gruppen in den verschiedenen Merkmalen, die zum Urteil „schlecht" geführt haben. *RO*, Rohypnol; *DO*, Dolantin; *INN*, Thalamonal; *KET*, Ketanest

sifizierter Prämedikation bei der Einleitung ausgeprägt wehrig und weniger häufig postoperativ unruhig. Postoperative Unruhe war aber in der Aufwachphase Kennzeichen „schlechter" Ketanestprämedikation (Abb. 4).

Zusammenfassung

Für die i.m.-Prämedikation zeigt sich an unserem Patientengut Thalamonal/Atropin als die überlegene Prämedikationsart. Im Ergebnis vergleichbar und gleichwertig erweist sich die orale Prämedikation mit Rohypnol/Dolantin/Bellafolin.

Ergebnisse der klinischen Feinuntersuchung mit Blutgaswerten
1) Bekannte Nebenwirkungen der verwendeten Medikamente wurden bestätigt.
2) Kritische Veränderungen wie Bewußtlosigkeit mit Areflexie und fehlender Schmerzreaktion, Erbrechen, Zyanose mit CO_2-Retention wurden nicht beobachtet. Bedrohliche Bradykardie bzw. Arrhythmien traten in keinem Fall auf.
3) Für mit Rohypnol prämedizierte Kinder war in der Reihenfolge der Häufigkeit kennzeichnend: Herabsetzung des Muskeltonus und deutliche Reflexdämpfung; arterielle Hypotonie; Somnolenz bzw. Tiefschlaf; Herabsetzung der kapillären pO_2-Werte und Veränderungen der pCO_2-Werte im Vergleich zu altersgemäßen Normwerten. Kritische Größen, die etwa zu vorzeitiger Intubation gezwungen hätten, wurden hierbei jedoch nicht erreicht (Abb. 5).

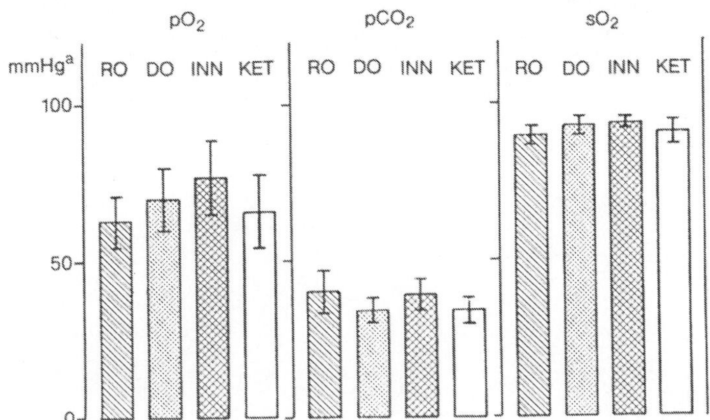

Abb. 5. Blutgaswerte (pO_2, pCO_2, sO_2) nach Prämedikation mit Rohypnol. *RO*, Rohypnol; *DO*, Dolantin; *INN*, Thalamonal; *KET*, Ketanest
[a] 1 mmHg = 1,33 Pa

Ergebnisse der EEG-Ableitungen

Unter den insgesamt abgeleiteten EEGs lassen sich 2 Gruppen nach 2 Hauptmerkmalen unterscheiden:

1) Müdigkeit und Schlaf ohne Auftreten von β-Wellen (Frequenz > 12 Hz),
2) Müdigkeit und Schlaf mit Auftreten von β-Wellen.

Abbildungen 6–7 zeigen typische Ableitungen der 1. Gruppe. Vor der Prämedikation einen altersentsprechend unauffälligen Ausgangsbefund. Nach der Prämedikation Müdigkeit und Schlaf (klinisch) und elektroenzephalographisch allmählich sich auflösendes Anfangsgrundmuster (meist α-Tätigkeit) und Übergang in δ- und θ-Wellenaktivität gegen Ende der Ableitungszeit.

Dies wurde bei mit Thalamonal/Atropin und Dominal/Bellafolin/Dolantin prämedizierten Kindern gesehen.

Abbildung 8 zeigt ein typisches Beispiel für die 2. Gruppe. Vor der Prämedikation klinisch und im EEG kein Unterschied zur 1. Gruppe. Nach der Prämedikation kommt es zu früher Überlagerung des Anfangsgrundmusters durch β-Wellentätigkeit. Es folgen klinisch Müdigkeit und Schlaf gegen Ende der Ableitung mit deutlicher Dominanz der β-Wellenspektren.

EEG-Veränderungen mit klinischem Verhalten letztgenannter Art traten nur bei Rohypnol-Prämedikationen – in unserem Fall mit getropftem Rohypnol aus den Originalampullen ohne Lösungsvermittler oral verabreicht – auf.

β-Wellenaktivitäten werden als typisch für drogeninduzierte EEG-Veränderungen durch Benzodiazepine angesehen. Vergleichbares (außer Frequenzsenkung) gibt es für Thalamonal nicht. Dies wird auch in neuesten Arbeiten von Pichlmayr und Lips beschrieben [10, 11].

Das frühe Auftreten von β-Wellen nach oraler Rohypnolgabe (nach maximal 6 min) legt die Vermutung einer schnellen Resorption und Bioverfügbarkeit im ZNS nahe.

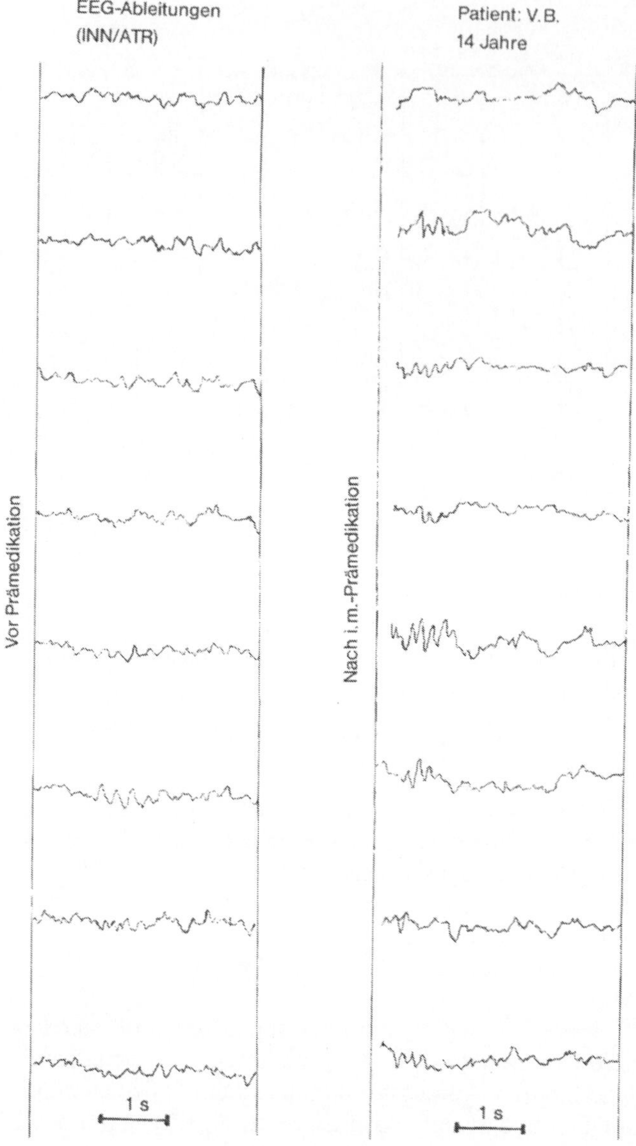

Abb. 6. Typische EEG-Ableitungen vor und nach i.m.-Prämedikation mit Thalamonal(INN)/Atropin (ATR)

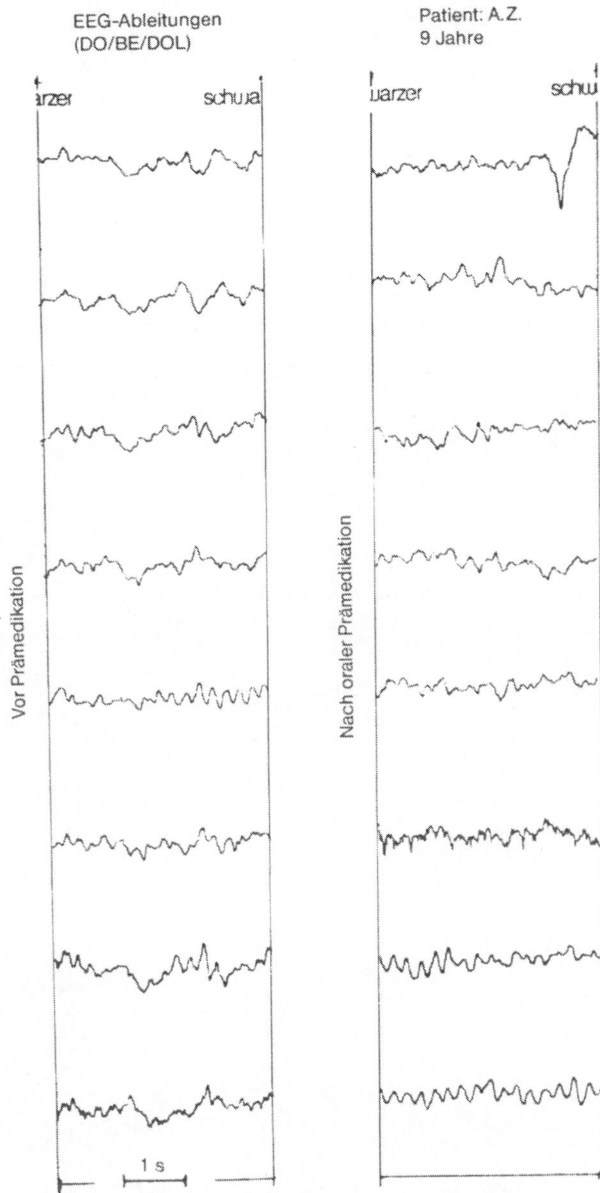

Abb. 7. Typische EEG-Ableitungen vor und nach oraler Prämedikation mit Dominal/Bellafolin/ Dolantin (DO/BE/DOL)

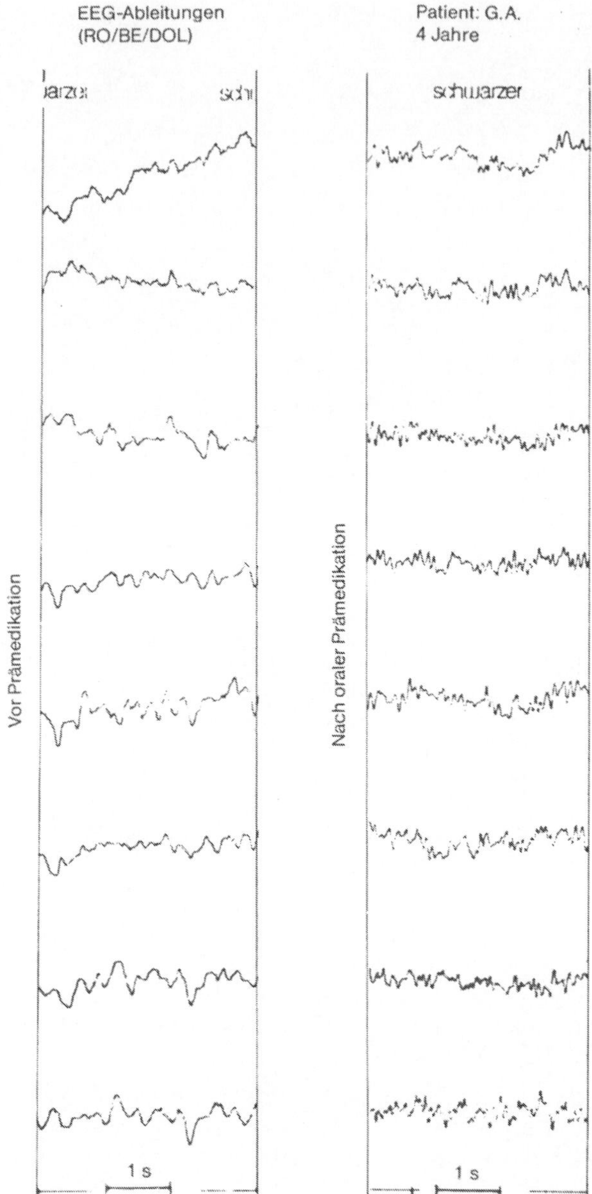

Abb. 8. Typische EEG-Ableitungen vor und nach oraler Prämedikation mit Rohypnol/Bellafolin/Dolantin (RO/BE/DOL)

Schlußfolgerungen

1) Mit oraler Prämedikation lassen sich die allgemein anerkannten Anforderungen an die medikamentöse Vorbereitung zur Anästhesie (hier bei Kindern) erfüllen (wirksame Ruhigstellung und Reflexdämpfung ohne Gefährdung der Vitalfunktionen).

2) Der gleiche Prozentsatz gut prämedizierter Kinder wie bei der i.m.-Prämedikation mit Talamonal/Atropin ist durch die orale Prämedikation mit Rohypnol/Bellafolin/Dolantin zu erreichen.
   Für die gute Wirksamkeit der oralen Prämedikation spricht neben den subjektiven klinischen Befunden auch das Ergebnis unserer EEG-Untersuchungen. Hierbei ist für das Rohypnol eine sichere und rasche Resorption anzunehmen → frühes Auftreten von β-Wellen.

3) Die orale Prämedikation, derzeit mit Rohypnol/Bellafolin/Dolantin, bietet sich unserer Meinung nach als Alternative zur i.m.-Prämedikation im Kindesalter bei elektiven Eingriffen an und ist dieser überlegen.
   Das vergleichbar gute Abschneiden von mit Thalamonal und mit Rohypnol prämedizierten Kindern trotz teilweisem Verzicht auf das Dolantin (23% der oral prämedizierten Kinder erhielten kein Dolantin) unterstreicht diese Aussage. Ob endgültig auf die Kombination mit einem Analgetikum oder nur auf das Dolantin speziell verzichtet werden kann, müssen weitere Untersuchungen zeigen. Möglicherweise läßt sich aber bei oraler Prämedikation mit hohen Dosen Rohypnol (bis 3 Tropfen/kg KG) Analgetikum einsparen.

Aufgrund der positiven Erfahrungen mit der oralen Prämedikation machen wir diese an unserer Abteilung zum Verfahren der 1. Wahl (für die Prämedikation zu elektiven kinderchirurgischen Eingriffen) wobei wir, bei aller noch verbleibenden Verbesserungswürdigkeit, keine günstigere als die geschilderte Kombination kennen.

Diskussion

Frage: Wie haben Sie Ketanest dosiert? Wieviele Kinder haben Sie damit behandelt?
Antwort: Wir haben 40 Kinder in diese Studie einbezogen, die Ketanest zur Prämedikation auf oraler Basis erhalten haben. Die Dosierung betrug 2 mg/kg KG. Allerdings wurde in einzelnen Fällen bis 4 mg/kg KG verabreicht.

Frage: In welchem Zeitabstand vor der Narkoseeinleitung haben Sie die orale Prämedikation verabreicht; d. h. in welchem Zeitraum kann mit der Wirkung der Prämedikation gerechnet werden?
Antwort: Eine Wirkung muß innerhalb von 45–90 min eingetreten sein. Patienten, die nach 90 min keine Wirkung zeigten, wurden als Versager eingestuft.

Frage: Welche Dosierung haben Sie für Thalamonal gewählt?
Antwort: Bei Thalamonal i.m. haben wir 0,1 ml pro Lebensjahr dosiert.

Frage: Glauben Sie, daß bei der Medikamentenwahl Rohypnol/Dolantin zur oralen Prämedikation auf das Dolantin verzichtet werden kann? Haben Sie darüber irgendwelche Untersuchungen?
Antwort: Aufgrund unseres subjektiven klinischen Eindrucks sind wir der Meinung, daß man auf Dolantin verzichten kann, wenn es sich um Operationen handelt, die in der postoperativen Phase nicht außerordentlich schmerzhaft sind.

Bemerkung Kühn: Ich bin der Meinung, daß man das Dolantin weglassen kann und postoperativ mit einem Suppositorium Azetylsäure oder Parazetamol auskommt. Frau Bauer-Miettinen hat auf dem Deutschen Anästhesiekongreß in Wiesbaden in einer Studie sehr schön belegt, daß man bei Kindern mit relativ milden Analgetika postoperativ auskommt.

Frage: Mußten Sie den verwendeten Medikamenten zur oralen Prämedikation Geschmackskorrigenzien zusetzen?
Antwort: Nein, wir haben die Tropfen in der Zubereitung verwendet, wie sie angeboten werden. Reklamationen von seiten der kleinen Patienten in Bezug auf den Geschmack sind dabei außerordentlich selten aufgetreten.

Frage: Wie ist das mit der Tropfengröße der einzelnen Substanzen?
Antwort: Die Viskosität von Rohypnol ist sehr hoch. 41 ml dieser Substanz beinhalten 48 Tropfen freifallend.

Hinweis: Als Apotheker sei mir der Hinweis gestattet: Die Tropfengröße hängt bei ruhig gehaltener Flasche von der Abtropffläche ab. Es ist deshalb ratsam, immer den gleichen Tropfausguß zu verwenden. Dabei spielt das Material der Flasche, in der sich der Inhalt befindet, keine Rolle. Die Hauptsache ist, daß der Tropfeinsatz der gleiche ist, um immer die gleiche Tropfengröße zu erhalten, nur so sind reproduzierbare Ergebnisse möglich.

Frage: Wie groß ist dann die Gesamtflüssigkeitsmenge, die dem Kind zugeführt wird?
Antwort: Sie überschreitet 2–3 ml nicht.

Frage: 2–3 ml des verabreichten Medikaments, oder lassen Sie etwas nachtrinken?
Antwort: Nein, ausschließlich das Medikament, wir lassen nichts nachtrinken. – In der angloamerikanischen Literatur finden sich jedoch Angaben, daß kleine Flüssigkeitsmengen zum Trinken nachgereicht werden.

Frage: Haben Sie bei den oral prämedizierten Kindern die Magensaftmenge gemessen und den Säuregrad des Magensafts bestimmt?
Antwort: Nein, das haben wir nicht gemacht.

Frage: Prämedizieren Sie auch ambulante Kinder oral und wenn ja, auch mit Pethidintropfen?
Antwort: Wir prämedizieren auch ambulante Kinder oral, und was ich vorab über Pethidin gesagt habe, gilt uneingeschränkt auch für die ambulanten Kinder. Sie erhalten es also nur, wenn starke postoperative Schmerzen zu erwarten sind.

Hinweis: Das Problem der Tropfengröße läßt sich ziemlich leicht umgehen, wenn man die gewünschte Wirkmenge in ml ausrechnet, sie in einer Spritze aufzieht und dann dem Kind mittels Löffel oder direkt in den Mund gespritzt verabreicht.

Frage: Was haben die Chirurgen zu dieser Prämedikationsform gesagt? Sie durchbrechen ja doch die Nüchternheitsgrenze.

Antwort: Unsere Chirurgen sind mit dieser Methode der Prämedikation vollauf zufrieden, da die Kinder ruhig in OP kommen und ruhig eingeleitet werden. Die Nahrungskarenz wird nach wie vor bei uns strikt eingehalten, was auch die Chirurgen einsehen.

Frage: Wie lange behalten Sie die Kinder im Aufwachraum?

Antwort: Die Kinder bleiben bei uns – unter Kontrolle des Anästhesisten – etwa 30 min nach Beendigung der Narkose. In dieser Zeit werden die Kinder so wach und ansprechbar, daß man sie auf Station verlegen kann. Wir sehen keinen Grund, die Kinder länger im Aufwachraum zu behalten.

Frage: Rohypnol ist ja bekanntlich ein langwirkendes Seditativum. Wenn Sie damit auch die ambulanten Kinder prämedizieren, nach welchem Zeitraum dürfen sie dann das Krankenhaus verlassen? Wir haben ebenfalls Magensaftuntersuchungen gemacht und festgestellt, daß zwischen der Prämedikationsform Thalamonal i.m. und Rohypnol oral kein Unterschied im Hinblick auf die Magensaftmenge besteht. Wichtiger scheint mir zu sein, daß ein schlecht prämediziertes Kind eine wesentlich höhere Menge an Magensaft produziert als ein gut sediertes.

Antwort: Die Kinder bleiben 4 h nach Beendigung der Operation im Krankenhaus. Nach diesem Zeitraum wird ihnen als erstes Tee angeboten. Vertragen die Kinder die Teeaufnahme, können Sie das Krankenhaus verlassen.

Literatur

1. Barker RA, Nisbet HIA (1973) The objective measurement of sedation in children: a modified scoring system. Can Anaesth Soc J 20: 599–606
2. Boyd JD, Manford MLM (1973) Premedication in children. Br J Anaesth 45: 501–506
3. Doughty AG (1959) The evaluation of premedication in children. Proc R Soc Med 52: 823
4. Doughty AG (1962) Oral premedication in children. Br J Anaesth 34: 80–89
5. Gordon NH, Turner DJ (1969) Oral paediatric premedication. Br J Anaesth 41: 36
6. Green RA (1959) The evaluation of premedication in children (Discussion). Proc R Soc Med 52: 833
7. Gunner BW, Fox BSO (1960) Oral premedication of children with trimeprazine tartrat. Med J Aust 1: 129
8. Haq IU, Dundee JW (1968) Studies of drugs given before anaesthesia XVI. Br J Anaesth 40: 972
9. Norris W, Nisbet HIA (1966) Oral premedication. Br J Anaesth 38: 886–889
10. Pichlmayr I, Lips U (1980) Diazepam-effekte im elektroencephalogramm. Anaesthesist 29: 317–327
11. Pichlmayr I, Lips U (1980) EEG-effekte der prämedikation mit thalamonal. Anaesthesist 29: 360–365
12. Rollason WN (1959) The evaluation of premedication in children (Discussion). Proc R Soc Med 52: 834
13. Root BM (1959) Preanesthetic medication for children. Comparison of oral and intramuscular routes. Anesthesiology 20: 49

Narkoseeinleitung bei Kleinkindern durch rektale Applikation von Methohexital

F. J. Kretz und S. Piepenbrock

Wir können im Grunde die Erfahrungen von Frau Krauß und Herrn Kühn bestätigen, wollen aber auch auf Probleme und Risiken hinweisen.

Wir leiteten bei 100 Kindern im Alter von 18 Monaten bis 6 Jahren, die sich kurzdauernden Operationen (Herniotomie, Orchidolyse, Zirkumzision usw.) unterziehen mußten, die Inhalationsnarkose durch rektale Applikation von Methohexital in einer Dosierung von 25 mg/kg KG ein. Wir untersuchten klinische, kardiovaskuläre und respiratorische Parameter. Insbesondere interessierten wir uns für die Frage, inwieweit eine zusätzliche vorabendliche Prämedikation mit Diazepam in einer gewichtsadaptierten Dosierung von 2,5 bis 5 mg die Einleitungsphase modifiziert und zu eventuellen intra- und postoperativen Problemen führt.

Unter unseren 100 Kindern gab es 6 Versager, 14 Kinder wurden nur somnolent oder wachten vor Operationsbeginn wieder auf, wobei es zwischen der Gruppe der vorabendlich mit Diazepam prämedizierten und den nicht prämedizierten Kindern keine Unterschiede gab. Die Einschlafzeit wies eine breite Streuung auf; die kürzeste Zeit betrug 3 min, die längste Zeit 20 min (Abb. 1). Die vorabendlich nicht prämedizierten Kinder zeigten weniger Unruhezustände in der Einschlafphase, hatten häufiger Singultus, beklagten häufiger Stuhldrang, koteten weniger ein und gaben in gleicher Anzahl Schmerzen rektal an wie die vorabendlich prämedizierten

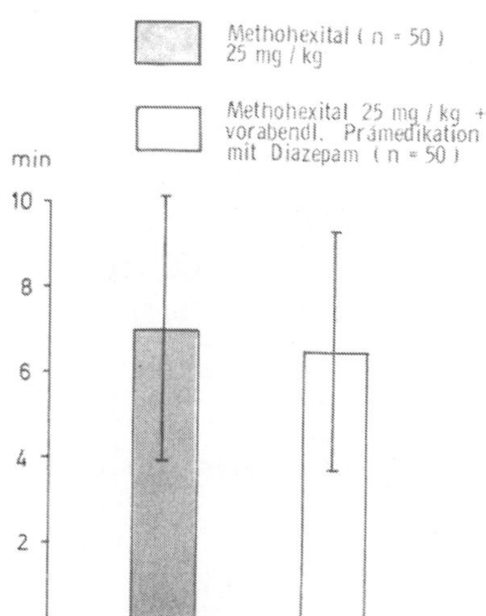

Abb. 1. Einschlafzeiten nach Methohexitaleinleitung (25 mg/kg KG) und nach Methohexitaleinleitung (25 mg/kg KG) + vorabendliche Prämedikation mit Diazepam. Einschlafzeit $\bar{x} \pm s_x$

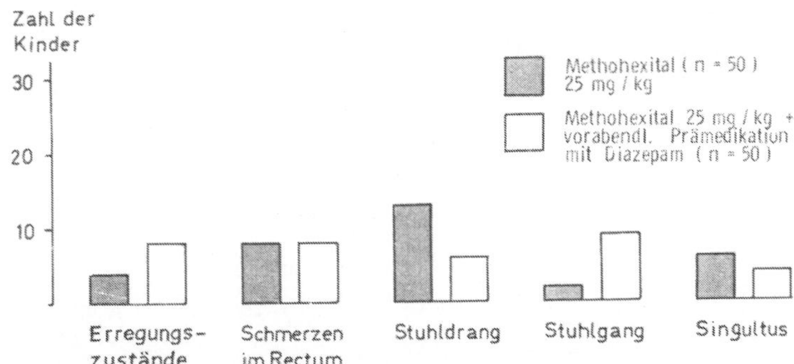

Abb. 2. Probleme in der Einschlafphase nach Methohexitaleinleitung (25 mg/kg KG) und nach Methohexitaleinleitung + vorabendliche Prämedikation mit Diazepam

Kinder (Abb. 2). Bei 5 Kindern kam es zu einer Partialverlegung der Atemwege durch die zurückfallende Zunge, was sich aber durch den Esmarch-Handgriff beheben ließ.

Die Kinder verhielten sich in der Einleitungsphase kreislaufstabil, durch transkutane und kapilläre pO_2-Messung unter Spontanatmung von Raumluft konnte nachgewiesen werden, daß die Atmungsfunktion bis auf die Möglichkeit der Atemwegsverlegung durch Zurückfallen der Zunge unberührt bleibt (Abb. 3). Bei der Blutspiegelbestimmung von Methohexital konnten wir eine breite Streuung der Werte feststellen. Unsere Absolutwerte liegen unter den Ergebnissen von Herrn Kühn; die Ursache dieser Differenz ist wahrscheinlich darin zu sehen, daß wir statt einer 10%igen eine 2,5%ige Lösung verwendet haben (Abb. 4 und 5).

Intraoperativ registrierten wir in beiden Gruppen eine gleich niedrige Anzahl von Singultus, Bradykardien und Laryngospasmen (Abb. 6); diese Komplikationen sind jedoch auch unter alleiniger Inhalationsnarkose nicht selten. Methohexital- oder applikationsspezifisch scheint jedoch eine Erektion zu sein, die bei 30% der

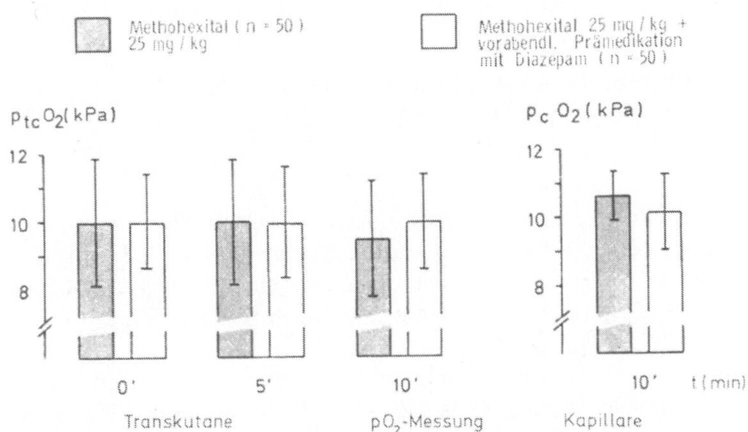

Abb. 3. Transkutane (*tc*) und transkapilläre (*c*) pO_2-Messung nach Methohexitaleinleitung

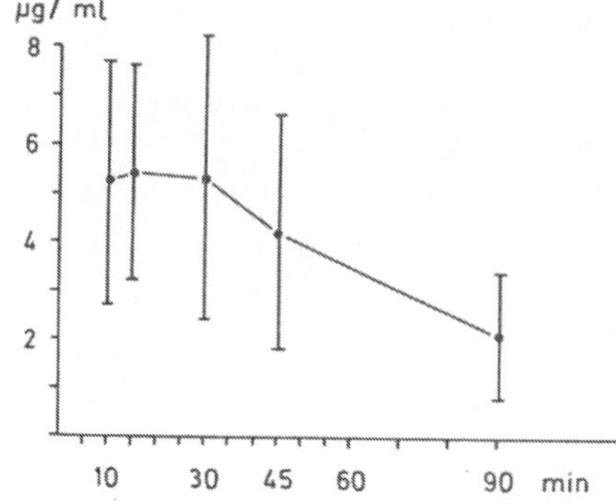

Abb. 4. Blutspiegelbestimmung von Methohexital 10–90 min nach Einleitung. Methohexital 25 mg/kg KG, n = 9, $\bar{x} \pm s_x$

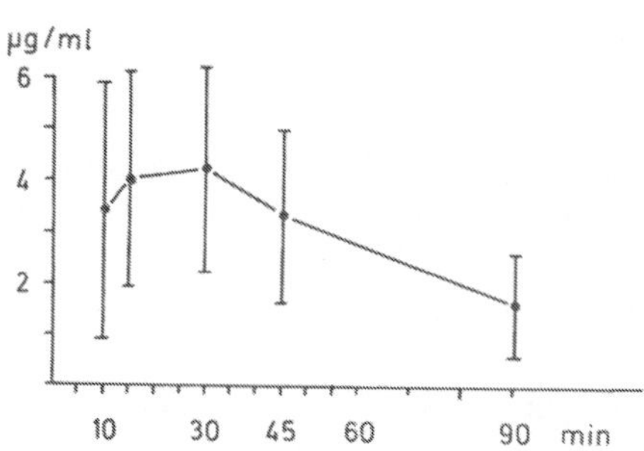

Abb. 5. Blutspiegelbestimmung von Methohexital 10–90 min nach Einleitung. Methohexital 25 mg/kg KG + vorabendliche Prämedikation mit Diazepam

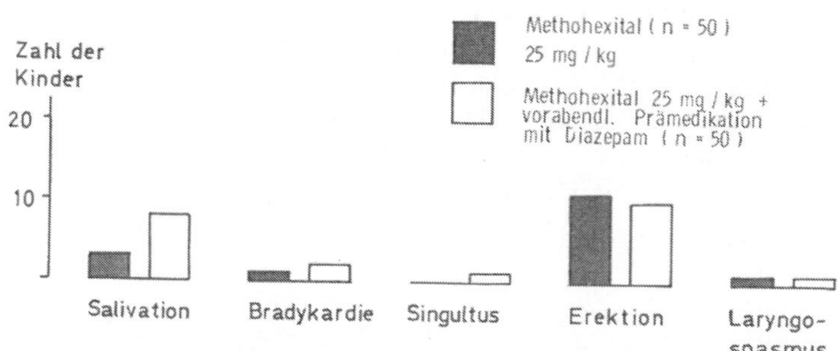

Abb. 6. Intraoperative Probleme nach Einleitung mit Methohexital 25 mg/kg KG und nach Einleitung mit Methohexital 25 mg/kg KG + vorabendliche Prämedikation mit Diazepam

Knaben auftrat und die die Zirkumzision erschwerten. Intraoperativ kam es relativ häufig zu einer Salivation. Grund dafür war, daß wir auf die routinemäßige Verordnung von Atropin verzichteten und erst nach ausgeprägten Salivationen oder Bradykardien die Indikation zur Therapie mit Atropin stellten.

Nachschlafzeiten von unterschiedlicher Dauer prägten die Aufwachphase (Abb. 7). Vegetative Probleme bereiteten uns in dieser Phase keine Sorgen (Abb. 8). Hingegen kam es auf Grund fehlender Analgesie zu Schmerzreaktionen, die unserem Eindruck nach erheblich stärker waren, als bei Kindern, die zur Prämedikation Atosil/Dolantin intramuskulär erhielten. Auf diese unbefriedigende Situa-

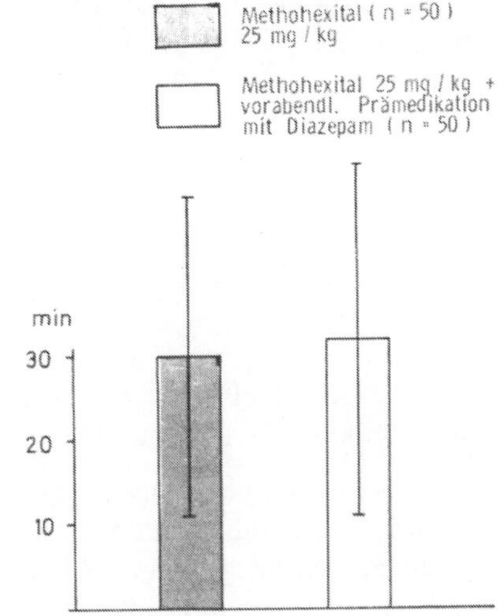

Abb. 7. Aufwachzeiten nach Inhalationsmaskennarkose (Methohexital 25 mg/kg KG und Methohexital 25 mg/kg KG + vorabendliche Prämedikation mit Diazepam. Zeiten $\bar{x} \pm s_x$

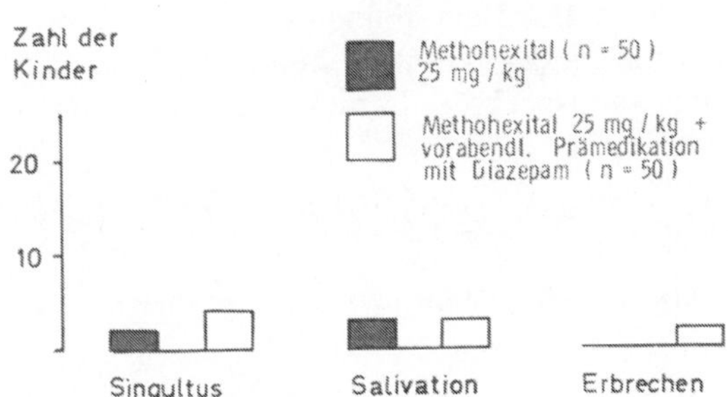

Abb. 8. Postoperative Probleme nach Einleitung mit Methohexital 25 mg/kg KG und nach Methohexital 25 mg/kg KG + vorabendliche Prämedikation mit Diazepam

tion wollen wir in weiteren Studien eingehen, insbesondere unter der Fragestellung, inwieweit die Kinder durch den Summationseffekt von rektal applizierten Barbituraten und postoperativ bei stärkeren Schmerzzuständen injizierten Opiaten gefährdet werden.

Wir halten die rektale Narkoseeinleitung für ein kinderfreundliches Verfahren, wenn die Narkoseführung in der Hand des erfahrenen Anästhesisten liegt. Indem sich der Anästhesist zu diesem Verfahren entschließt, nimmt er wie bei der intravenösen Narkoseeinleitung in Kauf, daß die Narkoseführung nur noch schlecht steuerbar ist. Der methodenimmanente Verzicht auf einen venösen Zugang vor Narkoseeinleitung bedeutet eine Narkoseeinleitung ohne Netz und doppelten Boden. Die fehlende analgetische Potenz zwingt bei stärkeren Schmerzen zu einer postoperativen Schmerztherapie mit Opiaten oder peripheren Analgetika, wobei wir die Kombination mit Opiaten für bedenklich halten. Trotz dieser Ausführungen sind wir jedoch davon überzeugt, daß dies Verfahren in der Hand des Erfahrenen eine wertvolle Bereicherung der Einleitungsmethoden in der Kinderanästhesie darstellt, und wir hoffen, damit den Kindern manches psychische Trauma ersparen zu können.

Diskussion

Frage: Die von Ihnen gefundenen Ergebnisse bestätigen teilweise die unsrigen, teilweise differieren sie. Was mich jedoch erschreckt hat, sind die 5 Fälle, bei denen Sie eine Atemdepression durch Zurückfallen der Zunge bemerkt haben.
Antwort: Dazu muß ich sagen, daß die zurückfallende Zunge in keiner Weise für die Kinder eine vitale Bedrohung war.

Frage: Sie haben eben davon gesprochen, daß der Anästhesist, der diese Methode anwendet, in Kauf nehmen muß, daß die Narkose schlechter zu steuern ist. Das scheint jedoch im gewissen Widerspruch zu den Ergebnissen von Herrn Kühn zu stehen und zu denen, die wir haben. Die Narkose wird ja doch als Inhalationsnarkose mit Halothan oder Ethrane normal eingeleitet und postoperativ sind die Kinder abrupt wach. Wie erklären Sie sich das?
Antwort: Die Bemerkung der schlechteren Steuerbarkeit bezog sich ausschließlich auf die rektale Verabreichung von Methohexital, nicht auf die später aufgesetzte Inhalationsnarkose. In dieser Hinsicht können wir die Ergebnisse von Herrn Kühn bestätigen.

Frage: Wie hoch schätzen Sie die prozentuale Ersparnis des Inhalationsnarkotikums ein?
Antwort: Wir haben eher den Eindruck, daß wir mehr Inhalationsnarkotika brauchen.

Bemerkung Hausdörfer: Wir haben eigentlich die Erfahrung gemacht, daß wir bei halogenierten Kohlenwasserstoffen (wir verwenden Enflurane, das ja auch nur eine hypnotische Wirkung hat) wesentlich weniger benötigen.

Bemerkung Kühn: Die Einsparung volatiler Anästhetika ist in der Einleitungsphase zu bemerken. Bei dem bereits schlafenden oder tief sedierten Kind kann auf die kurzzeitig hohe Gaskonzentration von Halothan oder Ethrane, mit der Kinder narkotisiert werden, bei denen die Einleitung nicht mit Methohexital rektal erfolgte, verzichtet werden. Messungen des Blutspiegels von Ethrane am Ende der Operation zeigen für beide Gruppen, also für die Kinder mit normaler Prämedikation und für die Kinder, die Methohexital rektal erhalten haben, gleiche Konzentration. Es wäre sicher sinnvoll, diese absolute Einsparung halogenierter Kohlenwasserstoffe in der Form nachzuweisen, daß man vor und nach der Narkose den jeweiligen Verbrauch durch Gewichtsmessung mittels einer hochempfindlichen Waage bestimmt.

Frage: Haben die Referenten Erfahrung oder Kenntnis über die Prämedikation auf transdermalem Wege mittels der Feuchten Kammer?
Antwort (alle Referenten): Nein.

Cimetidin als Adjuvans zur Prämedikation

F. Yildiz und M. Tryba

Einleitung

Das Eindringen von saurem Magensaft oder fester Nahrungsbestandteile in das Tracheobronchialsystem bedeutet eine ernste Komplikation im Rahmen der Anästhesie. 1946 wies Mendelsohn [19] als erster auf die Bedeutung der Säure für die Pathogenese der Aspirationspneumonie hin. Die Aspiration fester Nahrungsbestandteile ist dagegen eher ein seltenes Ereignis [11]. Ein pH unter 2,5 und ein aspiriertes Saftvolumen von mehr als 0,4 ml/kg KG hat sich in mehreren experimentellen Untersuchungen als entscheidend für die Entwicklung einer säurebedingten Aspirationspneumonie erwiesen [21, 28]. Bei einem pH des Magensafts oberhalb 2,5 sieht man allenfalls leichte Formen einer Pneumonie ohne schwere Folgen.

Die Aspiration gehört zu den häufigsten letalen Narkosezwischenfällen [32]. In der Kinderanästhesie steht diese Komplikation sogar an erster Stelle der anästhesiebedingten Todesfälle [11] (Tabelle 1).

Tabelle 1. Anästhesiebedingte Todesursachen bei Kindern. (Mod. nach [11])

Ursachen	[%]
Aspiration (Flüssigkeit)	25,9
Hypoventilation	22,4
Atemwegsobstruktion (Fremdkörper, Weichteilschwellung)	12,1
Respiratorfehler	8,6
Andere respiratorische Ursachen	13,8
Kardiovaskulär	15,5
Maligne Hyperthermie	1,7

Eine Aspiration kann jederzeit im Verlauf der Narkose auftreten. Überzeugend wiesen Blitt et al. [2] die Gefahr einer stillen Regurgitation und Aspiration während der Narkose nach. Bei fast 1% der Allgemeinnarkosen kam es trotz eines geblockten Tubus zu einer Aspiration. Für die Kinderanästhesie gewinnen diese Zahlen besondere Bedeutung, da bis zu einem Alter von 10 Jahren in der Regel ungeblockte Tuben benutzt werden und damit die Gefahr des Eindringens von Flüssigkeit in das Tracheobronchialsystem erhöht ist. Bei Kindern ist die Aspirationsgefahr auch wegen der besonderen anatomischen Bedingungen (u. a besonders kurzer Ösophagus) erhöht.

Bisherige Methoden zur Prophylaxe der Aspiration und Aspirationspneumonie

In der Vergangenheit sind eine Vielzahl mechanischer und medikamentöser Maßnahmen zur Verminderung der Aspirationshäufigkeit empfohlen worden. Die Häufigkeit von Aspirationstodesfällen im Zusammenhang mit Allgemeinnarkosen konnte jedoch nicht wesentlich gesenkt werden [32].

Während bei Erwachsenen durch eine Nahrungskarenz von mindestens 6 h eine erhebliche Reduktion des Mageninhalts erzielt werden konnte [4], war bei Kindern trotz genügender Nahrungskarenz der Mageninhalt gegenüber Erwachsenen deutlich vermehrt [5, 23].

Aufgrund des erheblichen psychischen Traumas verbietet sich die Anwendung des induzierten Erbrechens bei Kindern.

Die Entleerung des Magens über eine Magensonde bietet keinen sicheren Schutz vor einer Aspiration, da nur 60 bis max. 85% des gesamten Mageninhalts [1, 12] auf diese Weise entleert werden können. Diese Maßnahme ist aufgrund des psychischen Traumas als Routine nicht empfehlenswert. Bei vielen Kindern ist das Legen einer Magensonde im wachen Zustand gar nicht möglich.

Die peripheren Dopaminantagonisten Metoclopramid und Domperidon senken den Tonus des distalen Ösophagussphinkters und beschleunigen die Magenentleerung [3, 33]. Die Anwendung von Metoclopramid bei Kindern unter 14 Jahren verbietet sich jedoch wegen der möglichen zentralnervösen Nebenwirkungen. Domperidon steht z. Z. nur in der oralen Applikationsform zur Verfügung.

Die Verminderung des Magensaftvolumens durch Anticholinergika wie Atropin oder Glykopyrrolat gelang nur unzureichend [15, 23].

Die Lagerung des Patienten mit aufgerichtetem Oberkörper um 40–45% soll eine Regurgitation bei Erwachsenen sicher verhindern. Aufgrund ihrer geringen Größe gilt dies jedoch nicht bei Kindern.

Für die Blockade der Kardia mit einem Ballonkatheter gelten die gleichen Einschränkungen wie für das Legen einer Magensonde. Sowohl mit diesem Hilfsmittel als auch mit einem speziellen ballonarmierten Ösophagustubus wurden Aspirationen beobachtet. Beide Methoden eignen sich allenfalls bei primär gefährdeten erwachsenen Patienten.

Auch der Sellick-Handgriff ist lediglich bei primär gefährdeten Patienten indiziert. Bei aktivem Erbrechen besteht die Gefahr der Ösophagusruptur [25].

Sowohl bei Intubationen in Neuroleptanästhesie ohne Relaxation als auch bei solchen in Lokalanästhesie besteht weiterhin die Gefahr der Aspiration.

Die Intubation im Wachzustand gelingt allenfalls bei kleinen Säuglingen bis zu 3,5 kg und sollte nur dann durchgeführt werden, wenn sie leicht, sanft und schnell möglich ist. Sie hängt entscheidend von der Erfahrung des Anästhesisten ab, da es auch hierbei zu Würgereiz und Erbrechen kommen kann. Die Intubation in 40% Kopftieflinksseitenlage verhindert zwar mit Sicherheit eine Aspiration [16], erschwert jedoch die Intubation erheblich, verlangt mehrere Hilfskräfte und kann deshalb nur für den primär gefährdeten Patienten empfohlen werden, nicht jedoch als Routineeinleitungslagerung.

Durch Benutzung eines Endotrachealtubus mit Manschette wird die Gefahr einer Aspiration erheblich vermindert. Kinder unter 10 Jahren werden jedoch routinemäßig mit Tuben ohne Blockungen intubiert, so daß bei diesen Patienten auch nach erfolgter Intubation die Gefahr einer Aspiration bestehen bleibt.

Als bisher einzige routinemäßige Prophylaxe haben Antazida seit der Untersuchung von Mendelsohn [19] Eingang in die Prophylaxe der Aspirationspneumonie gefunden. Die Applikation von Antazida vor Narkosebeginn führt zwar zu einer Säurereduktion, jedoch nur in Fällen mit geringem Mageninhalt [13]. Gleichzeitig führt die Antazidagabe zu einer Volumenzunahme und damit auch zu einer Zunahme der Aspirationsgefahr. Antazida verzögern ebenfalls die Magenentleerung. Gegen eine Antazidagabe spricht aber v. a. der nachgewiesene direkt toxische Effekt von Antazida auf die Lunge, der größer ist als der von Magensaft allein. Dies konnte in mehreren tierexperimentellen Untersuchungen belegt werden. Gibbs et al. [9] untersuchte den Einfluß von Antazida auf die Lunge nach Aspiration und verglich ihn mit einer Salzsäurelösung (pH 1,8), einer Kochsalzlösung (pH 5,9) und einer alkalischen Lösung (pH 8,3). Kochsalz und Alkalilösung führten lediglich wenige Stunden lang zu einer geringgradigen Beeinträchtigung der Lungenfunktion. Die säure- und antazidabehandelten Tiere hatten schwerere und länger anhaltende Lungenveränderungen. Im Gegensatz zu den säurebehandelten Tieren kam es in der Antazidagruppe zu schweren Bronchopneumonien, die noch nach einem Monat histologisch verifiziert werden konnten. Zu vergleichbaren Ergebnissen kam Eyler et al. [8]. Auch mehrere klinische Berichte weisen auf die Möglichkeit einer Aspirationspneumonie trotz Antazidaprophylaxe hin, obwohl der pH über 3,5 lag [27]. Alle 13 aspirationsbedingten Todesfälle in Großbritannien in den Jahren 1973–1975 hatten zur Prophylaxe ein Antazidum erhalten [24].

Studienziel

Der H_2-Rezeptorantagonist Cimetidin hat sich seit seiner klinischen Einführung als wirksame Substanz zur Verminderung der Magensäureproduktion erwiesen. Auch ein Effekt auf das Magensaftvolumen konnte nachgewiesen werden.

Nachdem Cimetidin sich bei Erwachsenen präoperativ als effizient in der Anhebung des Magensaft-pH erwies, sind wir der Frage nachgegangen, ob und wie dies auch in der Kinderanästhesie zu erreichen sei.

Um das Risiko einer Aspiration in der Kinderanästhesie einschätzen zu können, haben wir deshalb im 1. Teil die Gefahr einer Aspiration bei Kindern mit elektiven chirurgischen Eingriffen untersucht.

Im 2. Teil wollten wir folgende Fragen klären:
1) Bewirkt die orale Cimetidinprämedikation eine effektive Prophylaxe der Aspirationspneumonie?
2) Welches ist der optimale Applikationszeitpunkt?
3) Kann durch eine zusätzliche vorabendliche Prämedikation mit Cimetidin eine Wirkungsverbesserung erzielt werden?

Methodik

Entsprechend der Fragestellung wurde die Studie in 3 Abschnitte unterteilt. In einer 1. Phase erfolgte bei 150 Kindern ohne spezifische Medikation zur Prophylaxe einer Aspirationspneumonie die Bestimmung des Magensaft-pH und des Magensaftvolumens. An diesem Kollektiv sollte das Risiko einer Aspiration bei Kindern demonstriert und kalkuliert werden.

In der 2. Phase erhielten 100 Kinder zur Prophylaxe einer Aspirationspneumonie jeweils 10 mg/kg KG Cimetidin in der Prämedikation zu unterschiedlichen Zeitpunkten zwischen 60 und 250 min vor Narkoseeinleitung oral. Nach Bestimmung des optimalen Zeitpunkts der oralen Cimetidinapplikation erfolgte in einer 3. Phase eine randomisierte Doppelblindstudie zum Vergleich der 1- und 2maligen oralen Cimetidinapplikation jeweils bei 25 Kindern.

In die Studie wurden 6 Monate bis 14 Jahre alte Patienten der ASA-Stufen I und II aufgenommen, die sich einem elektiven chirurgischen Eingriff unterzogen und bei denen anamnestisch keine Magenerkrankung bekannt war. Von den Eltern aller Patienten, die Cimetidin erhalten sollten, wurde am Tage vor der Operation nach mündlicher oder schriftlicher Aufklärung das Einverständnis eingeholt.

Der uns zur Verfügung stehende Cimetidinsaft enthält 40 mg/ml. Die Applikation des Safts (10 mg/kg KG) erfolgte durch die Schwestern der chirurgischen Stationen. In der Doppelblindstudie erfolgte die 1. Dosis zwischen 22 und 2 Uhr am Abend vor der Narkose und die morgendliche Dosis 120–150 min vor Narkosebeginn.

Direkt nach der standardisierten Narkoseeinleitung erfolgte das Legen der Magensonde sowie die Aspiration von möglichst viel Magensaft mittels großlumiger Spritze bei mehrfacher Lageveränderung des Patienten durch einen über die Prämedikation nicht informierten Anästhesisten. Aspiriertes Volumen und durch Indikatorpapier ermittelter pH wurden dokumentiert. Lediglich bei gemessenen Indikator-pH-Werten von ≤ 3 erfolgte eine nochmalige Bestimmung des Magensafts mit einem Knick-pH-Meter.

Das Magensaftvolumen wurde in ml/kg KG umgerechnet. Patienten mit einem Aspirat von mehr als 0,4 ml/kg und einem pH $< 2,5$ wurden als potentielle Risikopatienten für eine Aspirationspneumonie betrachtet. Die statistische Überprüfung der Ergebnisse erfolgte mit dem χ^2- und dem Wilcoxon-Test auf einem Signifikanzniveau von $p < 0,05$.

Ergebnisse

Die Operationen verteilten sich zu weit über 80% auf kleinere chirurgische Eingriffe wie Leistenhernien, Hydrozelen und Hodenverlagerungen. Das Durchschnittsalter und die Geschlechtsverteilung in den 4 untersuchten Kollektiven unterschied sich nicht wesentlich. Es konnten weder altersbedingte noch geschlechtsspezifische Unterschiede für den pH des Magensafts oder für das auf das Körpergewicht bezogene aspirierte Volumen nachgewiesen werden.

Risiko einer Aspirationspneumonie bei elektiven kinderchirurgischen Eingriffen

In der Gruppe ohne Cimetidinprophylaxe konnte bei allen 150 Patienten genügend Magensaft gewonnen werden. 90% der Patienten wiesen einen pH <2,5 auf (Abb. 1). Bei 69% fanden wir ein Volumen von >0,4 ml/kg (Abb. 2). 63% der Patienten hatten sowohl einen pH <2,5 als auch ein aspiriertes Volumen >0,4 ml/ kg KG. Da die Entleerung des Magens über eine Sonde nur unvollkommen möglich ist, dürfte der Anteil von Risikopatienten in Wirklichkeit noch höher liegen.

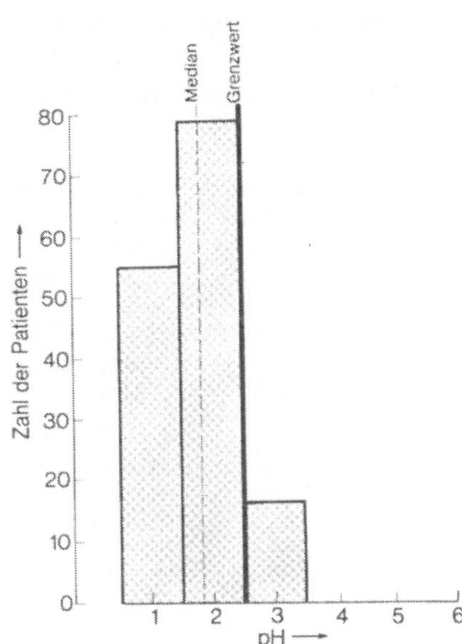

Abb. 1. pH-Meßwerte der Kontrollgruppe (ohne Cimetidinprophylaxe). n = 150

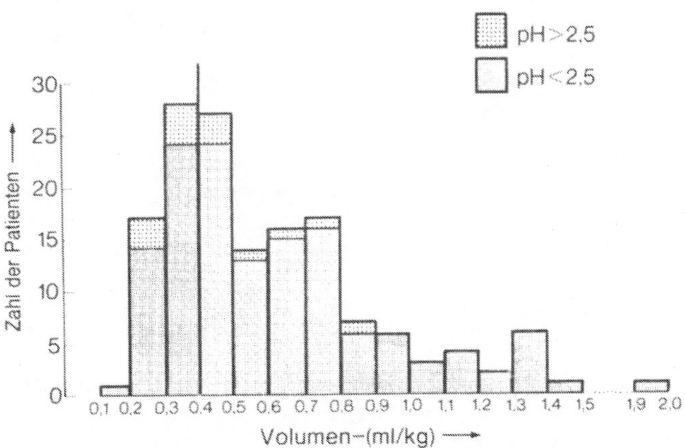

Abb. 2. Intragastrales Volumen der Kontrollgruppe (ohne Cimetidinprophylaxe). n = 150

Optimaler Zeitpunkt der oralen Cimetidinapplikation

Sowohl im Hinblick auf den pH des Magensafts als auch auf das Volumen ist die Wirkung 60–90 min nach oraler Gabe von Cimetidin unzureichend, da 50% der Kinder gefährdet bleiben (Tabelle 2, Abb. 3). Auch in der Gruppe 90–120 min fand sich noch bei über 10% der Kinder ein pH unter 2,5, jedoch ohne wesentliche Volumenreduktion. Bei keinem Kind mit einer Cimetidingabe zwischen 2 und 3 h vor Narkosebeginn ließ sich ein pH unter 2,5 nachweisen. Bei 17% konnte überhaupt kein Magensaft aspiriert werden. Es fand sich eine signifikante ($p < 0,01$) Volumenreduktion im Vergleich zur Kontrollgruppe. Nach einem Zeitraum von mehr als 3 h zwischen Cimetidingabe und Narkoseeinleitung verschlechterten sich die Ergebnisse deutlich. 28% der Kinder blieben mit dem pH wieder unter 2,5. Die Volumenreduktion zu diesem Zeitpunkt war jedoch noch hochsignifikant ($p < 0,01$) gegenüber dem Kontrollkollektiv.

Tabelle 2. Intragastrales Volumen und pH-Meßwerte bei einmaliger Cimetidinapplikation (10 mg/ kg KG oral) in Relation zum Applikationszeitpunkt

Präoperativ	60–90 min	90–120 min	120–180 min	> 180 min
n	16	27	39	18
pH < 2,5	50%	11%	0%	28%
Volumen > 0,4 ml	69%	37%	0%	22%
Kein Magensaft	0%	0%	17%	11%

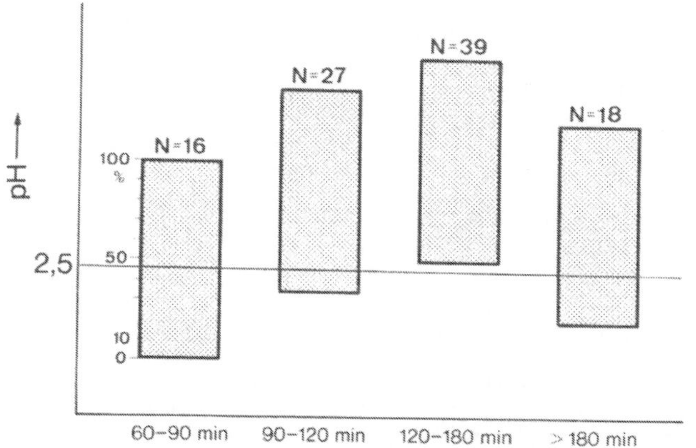

Abb. 3. pH-Meßwerte bei einmaliger Cimetidinapplikation (10 mg/kg KG oral) in Relation zum Applikationszeitpunkt

Ein- und zweimalige präoperative Cimetidinapplikation

Beide Prophylaxegruppen unterschieden sich nicht in ihrem Einfluß auf den pH des Magensafts (Abb. 4). Obwohl schon die einmalige Gabe von 10 mg/kg KG Cimeti-

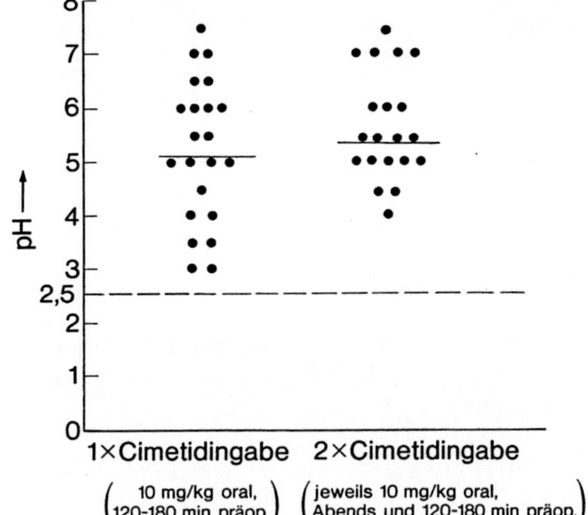

Abb. 4. pH-Meßwerte der beiden Prophylaxegruppen (kein signifikanter Unterschied)

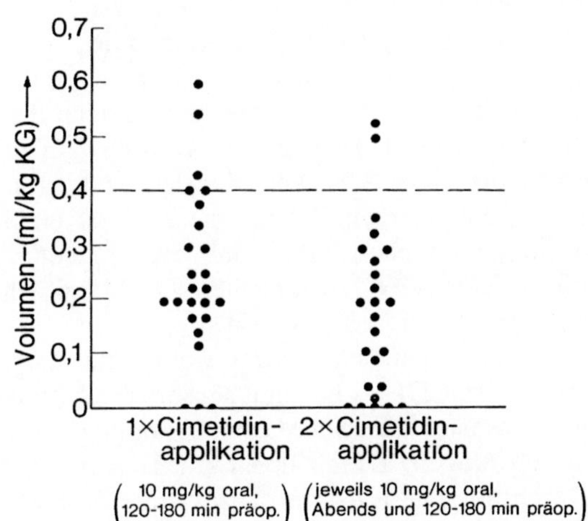

Abb. 5. Intragastrales Volumen der beiden Prophylaxegruppen

Tabelle 3. Volumen und pH des abgesaugten Magensafts in der Kontroll- und in den beiden Prophylaxegruppen. *M, SE* (Mittelwert ∓ Standardabweichung)

Prophylaxe	n	Volumen (ml/kg KG)		pH-Meßwerte	
		M ∓ SE	Grenzwerte	Median	Grenzwerte
Keine (Kontrollgruppe)	150	0,6 ∓ 0,31	0,1–1,9	1,8	1,0–3,5
1 × 10 mg/kg KG Cimetidin (Prophylaxegruppe I)	25	0,25 ∓ 0,15	0,0–0,6	5,2	3,0–7,5
2 × 10 mg/kg KG Cimetidin (Prophylaxegruppe II)	25	0,18 ∓ 0,16	0,0–0,53	5,4	4,0–7,5

din eine erhebliche Reduktion des Magensaftvolumens im Vergleich zum Kontrollkollektiv erbrachte (p < 0,01), konnte durch die zusätzliche abendliche Cimetidinapplikation eine weitere gegenüber der einmaligen Cimetidingabe signifikante
Reduktion (p < 0,05) des Magensaftvolumens erzielt werden (Abb. 5, Tabelle 3).
Nur noch bei 2 der 25 Patienten zeigte sich ein Volumen von knapp mehr als 0,4 ml/
kg KG.

Nebenwirkungen

Nebenwirkungen der Cimetidinmedikation wurden nicht beobachtet. Wir sahen
weder gehäuft Bradykardien noch postoperative Aufwachstörungen oder sonstige
lokale oder systemische Besonderheiten.

Diskussion

63% aller Kinder erwiesen sich als aspirationsgefährdet. In diesem Kollektiv mit
elektiven chirurgischen Operationen ließ sich keine besondere Risikogruppe analy-
sieren, weder hinsichtlich des Alters, noch des Geschlechts oder der Operationen.
Die vorliegenden Ergebnisse unterstützen die Untersuchungen von Cote et al. [5]
und Salem et al. [23]. Beide Autoren fanden ebenfalls bei Kindern in über 90%
einen pH unter 2,5. Auch hinsichtlich des aspirierten Mageninhalts stimmen die
vorliegenden Ergebnisse mit diesen Autoren überein. Die Ergebnisse bei Kinderan-
ästhesien sprechen dafür, daß der Prozentsatz von Kindern in der Risikogruppe
höher liegt als bei Erwachsenen. Dort fand sich ein Prozentsatz von Risikopatienten
zwischen 20 und 50% [4, 17].
Verschiedene Faktoren erhöhen die Aspirationsgefährdung bei Kindern. Der
intragastrale Druck bei anästhesierten Säuglingen und Kleinkindern ist höher als bei
Erwachsenen [22]. Bei Maskenbeatmung kommt es leichter zu einer Luftinsufflation
in den Magen. Durch den kurzen Ösophagus wird die Regurgitation erleichtert.
Durch übermäßige Kontraktion des Zwerchfells als Folge einer Luftwegsobstruk-
tion kommt es bei nicht intubierten Kindern zu einer intragastralen Druckerhöhung,
die eine Regurgitation erleichtert [26]. Wegen fehlender Erfahrung vermeiden viele
Anästhesisten die Intubation bei Kindern, auch aus Angst vor einem Laryngosspas-
mus nach der Extubation.

H₂-Rezeptorantagonisten zur Prophylaxe der Aspirationspneumonie

1978 wies Husemeyer et al. in einer klinischen Studie erstmals die Wirksamkeit von
Cimetidin zur Prophylaxe des Säureaspirationssyndroms in der Narkoseeinleitung
bei Erwachsenen nach [14]. Mittlerweile existieren mehrere klinische Studien mit
unterschiedlichen Dosierungen und Verabreichungsformen, auch im Vergleich mit
Plazebo und Antazidum [4, 6, 30]. Cimetidin wurde sowohl oral als auch i.v. oder

i.m. verabreicht. Sowohl für elektive chirurgische und geburtshilfliche Operationen als auch für Notfalloperationen konnte die signifikante Wirksamkeit von Cimetidin im Hinblick auf die Säurereduktion nachgewiesen werden [7, 20, 29].

In einigen Studien wurde zusätzlich eine Volumenreduktion beobachtet [18, 29]. Die intravenöse Applikation von Cimetidin in der präoperativen Phase bereitet in der Regel Schwierigkeiten, da sich morgens nur selten regelmäßig ein Arzt auf den Stationen befindet. Bei Erwachsenen scheint die intramuskuläre Applikation von 400 mg Cimetidin mindestens 2 h präoperativ zu einer fast 100%igen Anhebung des pH über 2,5 zu führen [31]. Auf den Stationen ist eine problemlose Applikation durch Pflegekräfte möglich. Diese an sich empfehlenswerte Möglichkeit der Prämedikation entfällt bei Kindern, da wir in unserer Klinik möglichst jede Injektion am wachen Kind bis zum Schulalter vermeiden. Bei einer Dosierung von 10 mg/kg KG oral entspricht diese Dosierung bei einer Bioverfügbarkeit von 60% in etwa der Gabe von 400 mg Cimetidin intramuskulär beim Erwachsenen. Goudsouzian et al. [10] konnte ab einer Dosis von 7,5 mg/kg KG bei Kindern eine sichere pH-Anhebung über 2,5 erzielen. Diese Ergebnisse konnten durch unsere Untersuchungen bestätigt werden. Gleichzeitig konnten wir den optimalen Applikationszeitpunkt vor Narkosebeginn eingrenzen. Durch zusätzliche abendliche Medikation von 10 mg/kg KG Cimetidin oral ließ sich eine weitere erhebliche Volumenreduktion erzielen, so daß uns aus diesem Grund eine intramuskuläre Injektion bei Kindern nicht notwendig erscheint.

Da der uns zur Verfügung stehende Tagamet-Sirup in der Bundesrepublik noch nicht im Handel ist, haben wir Untersuchungen mit einer selbst hergestellten Präparation aus zerkleinerten Tagamet-Tabletten (400 mg) und 10 ml gesüßtem Tee durchgeführt. Die erzielten Ergebnisse waren voll vergleichbar mit denen von Tagamet-Sirup.

Schlußfolgerungen

⅔ aller Kinder bei elektiven chirurgischen Operationen sind aspirationsgefährdet. Die Applikation von 10 mg/kg KG Cimetidin oral 120–180 min vor Narkoseeinleitung führte zu einer sicheren Anhebung des Magensaft-pH über 2,5 und zu einer signifikanten Reduktion des Magensaftvolumens.

Durch zusätzliche abendliche Gabe der gleichen Cimetidinmenge läßt sich das Magensaftvolumen weiter signifikant vermindern und damit das Risiko senken.

Für das praktische Vorgehen in der Kinderanästhesie empfiehlt sich folgendes:

Bei allen primär aspirationsgefährdeten Patienten, d. h. solchen mit Ileus, Pylorusstenose oder mit mangelnder Nahrungskarenz, stehen allgemeine, v. a. mechanische Maßnahmen zur Aspirationsprophylaxe an erster Stelle. Es gibt jedoch eine Reihe von Erkrankungen und Situationen, bei denen das Risiko einer Aspiration besonders hoch erscheint. Bei den aufgeführten risikoerhöhenden Faktoren wird man in den meisten Fällen auf die Ileuseinleitung verzichten, wegen der doch erheblich erhöhten psychischen Traumatisierung und dem hohen personellen Aufwand. Durch eine routinemäßige Prämedikation mit Cimetidin wird für diese Patienten das Risiko einer Aspiration mit ihren Folgen deutlich gesenkt.

Risikofaktoren der Aspirationspneumonie bei elektiven Eingriffen im Kindesalter

---

- Pylorusstenose
- Hiatushernie
- Gastroösophagealer Reflux
- Erkrankung der Gallengänge
- Große abdominale Tumoren
- Erhebliche Nervosität
- Erhebliches Übergewicht
- Erhöhter intrakranieller Druck
- Geistige Behinderung
- Starke Schmerzen
- Kieferanomalien ⎤
- Tracheomalazie   ⎬ schwierige Intubation
- Tonsillenhypertrophie ⎦
- Tendenz zum Erbrechen (Zustand nach Augenoperation)
- Kopftief-, Steinschnittlage
- Über 14 h Nahrungskarenz
- Orale Prämedikation
- Maskenbeatmung

In vielen Kliniken wird die orale Prämedikation bei Kindern befürwortet. Sie ist sicher die schonendste Prämedikationsart für Kinder, kann jedoch zu einer Vermehrung der Magensaftproduktion führen. Aufgrund der vorliegenden Ergebnisse sollte deshalb auch bei diesen Patienten die präoperative Cimetidinapplikation durchgeführt werden.

Diskussion

Frage: Das Mendelson-Syndrom ist ja der Alptraum jedes Anästhesisten. Insofern ist dieser Beitrag sehr wichtig gewesen. Ist es aber notwendig, das Cimetidin zu vorgeschrittener Nachtzeit zu geben, denn Sie wecken damit ja die Kinder aus dem Schlaf auf? Wenn Sie beispielsweise um 8 Uhr mit der Operation beginnen, müssen Sie das Kind um 5 Uhr nachts wecken.

Antwort: In der Regel werden die kleinen Kinder bei uns 6–8 h vor der Operation in der Nacht geweckt, damit ihnen noch einmal Flüssigkeit zugeführt werden kann. Bei dieser Gelegenheit wird das Cimetidin mit verabreicht, so daß sie für die Cimetidingabe nicht extra geweckt werden müssen. Für Säuglinge bis zu einem dreiviertel Jahr, die wir nicht in diese Studie einbezogen haben, sie haben Cimetidin bisher nicht oral erhalten, bietet sich eine andere Applikationsform, nämlich die rektale an.

Frage: Wieviel Aspirationen haben Sie effektiv bei elektiven Patienten vor der Einführung von Cimetidin beobachtet?

Antwort: Die Statistiken über die Häufigkeit von Aspirationen stammen nicht aus unserer Klinik. Prof. Gray hat auf dem Europäischen Anästhesiekongreß in London eine Statistik über Narkosezwischenfälle vorgelegt, bei der die Aspiration in Narkose resp. während der Einleitung an 3. Stelle stand. Dennoch muß ich Ihnen, Frau

Bauer-Miettinen darin beipflichten, daß wir die Aspiration auch in unserer Klinik außerordentlich selten beobachten. Die Überlegung, die schädlichen Faktoren, also die Säure und die Menge für den Fall einer Aspiration zu reduzieren, führte zu der vorgelegten Cimetidinstudie.

Bemerkung Hausdörfer: Die Behauptung, daß die Aspiration bei der heutigen Narkose nicht oder außerordentlich selten beobachtet wird, ist kein Beweis dafür, daß sie nicht da ist. Wenn ein Kind nach der Extubation in auffälliger Weise hustet, ist es ein Hinweis dafür, daß es aspiriert oder regurgitiert hat. Das Mendelson-Syndrom in seiner ausgeprägten Form ist meiner Ansicht nach in der Anästhesie der Allgemeinkrankenhäuser, in der die Kindernarkosen hin und wieder anfallen, nach wie vor die außerordentlich gefürchtete Komplikation. Die Aspiration stellt für die Gefährdung der Patienten einen erheblichen Faktor dar. Wenn in England, wo die Ausbildung der Anästhesisten nicht schlechter ist als bei uns in Deutschland – vielleicht eher das Gegenteil – die Komplikation durch Aspiration von offizieller Stelle in so hoher Prozentzahl zugegeben wird, so gelten diese Zahlen in der Relation sicherlich auch für uns in Deutschland. Zum anderen ist die Cimetidinstudie im Hinblick auf die orale Prämedikation, die uns ja früher oder später ins Haus steht, von großer Bedeutung. Wir müssen wissen und sicher sein, daß bei einer oralen Prämedikation, bei der ein Saft verabreicht wird, die Aspirationsgefahr unter Zugabe eines H_2-Rezeptorantagonisten gesenkt wird, oder zumindest auf keinen Fall gegenüber anderen Prämedikationsformen erhöht wird.

Bemerkung Mantel: Ich möchte aus München bzw. der Umgebung von München und der Münchner Kinderklinik das ergänzen, was Prof. Hausdörfer sagt. Wir haben leider schon ein schweres Mendelson-Syndrom an unserer Klinik vor etwa 5 Jahren erlebt. Aus den Kliniken des Umlands, wo Anästhesisten in der Hauptsache bei Erwachsenen und nur gelegentlich bei Kindern Narkose machen, bekommen wir pro Jahr etwa 1 Mendelson-Syndrom in unsere Kinderklinik überwiesen.

Frage: Ich möchte Herrn Mantel fragen, ob der Patient mit dem Mendelson-Syndrom an seiner Klinik ein elektiv-nüchterner Patient war.
Antwort: Ja, das Kind war nüchtern. Es handelte sich um einen Zweiteingriff, das Kind war zuverlässig 6 h nüchtern, aber durch die Angst hat es wohl eine komplette Magenatonie gehabt und die Nahrung vom Vorabend während der Einleitung erbrochen. Man muß bei Kindernarkosen immer davon ausgehen, daß der Magen nicht leer ist und daß damit das Mendelson-Syndrom eine große Gefahr darstellt.

Bemerkung Bauer-Miettinen: Ich glaube, ein sehr wichtiger Punkt betrifft den Zeitpunkt der Nahrungsaufnahme. Kinder, die 6 h vor dem Eingriff Tee oder Flüssigkeit zu sich genommen haben, sind als nüchtern zu betrachten. Kinder, die aber um 12 Uhr zu Mittag gegessen haben, sind um 6 Uhr abends mit Sicherheit nicht nüchtern.

Frage: Die Kinder mit Pylorusstenose erbrechen die zugeführte Nahrung schwallartig. Wie haben Sie das Cimetidin verabreicht?
Antwort: Bei Kindern mit Pylorusstenose, bei denen vor der Einleitung routinemäßig eine Magensonde geschoben wird, haben wir große Mengen Magensaft absaugen können. Bevor wir Cimetidin verabreichten, fanden wir größere Mengen mit

niedrigem pH. Als Beispiel sei ein 2 ½ kg schweres Kind erwähnt, bei dem wir 40 ml Magensaft abgesaugt haben. Die Kinder erhalten das Cimetidin am Vorabend und am Operationstag morgens i.m. bzw. i.v., wenn sie einen Venenzugang haben. Wir haben seitdem keinen pH-Wert unter 5 mehr gefunden.

Bemerkung Kirchner: Das heißt also, daß man nach der oralen Prämedikation mit einem Schluck Wasser oder Tee den Magensaft nicht entsprechend verdünnen kann, um den pH-Wert anzuheben?

Bemerkung Yildiz: Wir haben 10 Kinder mit Truxalsaft prämediziert. Diese Kinder haben nach dem Truxalsaft einen Schluck Wasser nachgetrunken. Bei allen diesen Kindern war die Magensaftmenge > 0,4 ml/kg KG und der pH lag nicht über 2,5.

Frage: Haben Sie Erfahrung mit Ranitidin? Wenn ja, welche?
Antwort: Ranitidin ist bis jetzt bei Kindern noch nicht erprobt worden. Die Ergebnisse scheinen bei Erwachsenen denen von Cimitidin zu ähneln.

Frage: Bei uns haben die Pylorusstenosen immer eine Magensonde, würde es sich anbieten, das Cimitidin über die Magensonde zu geben?
Antwort: Cimitidin zeigt keinen Effekt auf den schon im Magen befindlichen Inhalt. Man hat es deshalb früher mit Antazida versucht. Cimitidin ist jedoch ein H_2-Rezeptorantagonist und kann somit am Sekretionsort wirken.

Bemerkung Suess: Wir stecken nach Ihrem Vortrag in einem gewissen Dilemma. Wir verabreichen seit 3 Jahren die oralen Prämedikationen und haben keinen Zwischenfall, insbesondere keine Aspiration erlebt. Ist Cimitidin für jede Narkose bei Kindern indiziert?
Antwort: Zum jetzigen Zeitpunkt möchten wir keine generelle Empfehlung, Cimitidin bei allen Narkosen als Adjuvans zu geben, aussprechen. Wir halten es jedoch für indiziert, sowohl bei allen Patienten, bei denen aufgrund der Basiserkrankung eine vermehrte Menge an Magensaft zu erwarten ist, als auch bei den Indikationen, die der obenstehenden Liste zu entnehmen sind.

Literatur

1. Baron JH (1978) Clinical tests of gastric secretion. History, methodology and interpretation. MacMillan, London, p 1, 8–11, 57–64
2. Blitt CD, Gutman HL, Cohen D, Weisman H, Dillon JB (1977) Silent regurgitation and aspiration during general anesthesia. Anesth Analg (Cleve) 49: 707
3. Brock-Utne JG (1980) Domperidone antagonizes the relaxant effect of atropine on the lower oesophageal sphinkter. Anesth Analg (Cleve) 59: 821
4. Coombs DW, Hooper D, Colton J (1979) Acid aspiration prophylaxis by use of preoperative oral administration of Cimetidine. Anesthesiology 51: 352
5. Coté CJ, Goudsouzian NG, Lui LMP, Dedrick DF, Szyfelbein SK (1982) Assessment of risk factors related to the acid aspiration syndrome in pediatric patients – gastric pH and residual volume. Anesthesiology 56: 70–72
6. Detmer MD, Pandit SK, Cohen PJ (1979) Prophylaktische orale Antazidum-Therapie bei einmaliger präoperativer Verabreichung – Vergleich von Cimetidin und Maaloxan®. Anesthesiology 51: 270–273
7. Dorb G, Jordan MJ, Williams JG (1979) Cimetidin in the prevention of the pulmonary acid aspiration (Mendelson's) syndrome. Anesth 51: 967–970

8. Eyler SW, Cullen BF, Murphy ME, Welch WD (1982) Antacid aspiration in rabbits: A comparison of Mylanta and Bicitra. Anesth Analg (Cleve) 61: 288–92

9. Gibbs CP, Schwartz DJ, Wynne JW, Hood CJ, Kuck EJ (1979) Antacid pulmonary aspiration in the dog. Anesthesiology 51: 380–385

10. Goudsouzian N, Coté CJ, Liu LM, Dedrick DF (1981) The dose-respone effects of oral cimetidine on gastric pH and volume in children. Anesthesiology 55: 533–536

11. Graff TD, Phillips OC, Benson DW, Kelley E (1964) Baltimore anesthesia study committee: Factors in pediatric anesthesia mortality. Anesth Analg (Cleve) 43: 407–414

12. Hector RM (1958) Improved technique of gastric aspiration. Lancet 1: 15

13. Hester JB, Heath ML (1977) Pulmonary acid aspiration syndrome: Should prophylaxis be routine? Br J Anesth 49: 595–599

14. Husemeyer RP, Davenport HT, Rajasekaran T (1978) Cimetidine as a single oral dose for prophylaxis against Mendelson's syndrom. Anesthesia 33: 775

15. Keating PJ, Black JF, Watson DW (1978) Effects of glycopyrrolate and cimetidine on gastric volume and acidity in patients awaiting surgery. Br J Anaesth 50: 1247

16. Kirchner E (1978) Notfälle und Aspirationsgefahr. Anaesthesist 27: 119

17. Kirkegaard P, Sorensen O, Kickegaard P (1980) Cimetidine in the prevention of acid aspiration during anaesthesia. Acta Anaesthesiol Scand 24: 58

18. Maliniak K, Vakil AH (1979) Preanesthetic cimetidine and gastric pH. Anesth Analg (Cleve) 58: 309–313

19. Mendelson CL (1946) The aspiration of stomach contents into the lungs during obstetric anesthesia. Am J Obstet Gynecol 52: 191–204

20. Reinhold P, Karoff CH, Dame WR (1981) Prophylaxe des Säure-Aspirationssyndroms mittels Cimetidin. Anaesthesie Intensivther Notfallmed 16: 39–42

21. Roberts RB, Shirley MA (1974) Reducing the risk of acid aspriation during cesarean section. Anesth Analg (Cleve) 53: 859

22. Salem MR, Wong AY, Lin YH (1972) The effects of suxamethonium on the intragastric pressure in infants and children. Br J Anaesth 44: 166–170

23. Salem WR, Wong AY, Mani M, Bennett EJ, Toyama T (1976) Premedicant drugs and gastric juice pH and volume in pediatric patients. Anesthesiology 44: 216–219

24. Scott DB (1978) Mendelson's syndrome. Br J Anesth 50: 977

25. Sellick BA (1961) Cricoid pressure to control regurgitation of stomach contents during induction of anaesthesia. Lancet II: 404

26. Stevens JH (1964) Anesthetic problems of intestinal obstruction in adults. Br J Anesth 36: 438–450

27. Taylor G (1975) Acid pulmonary aspiration syndrome after antacids. A case report. Br J Anaesth 47: 615

28. Teabeaut JR (1952) Aspiration of gastric contents, experimental study. Am J Pathol 28: 51–62

29. Toung T, Cameron JL (1980) Präoperativ verabreichtes Cimetidin zur Verminderung von Komplikationen bei der Aspiration von Mageninhalt. Surgery 87: 205–208

30. Tryba M, Zenz M (1982) Prophylaxe der Aspirationspneumonie. Dtsch Med Wochenschr 107: 1201–1204

31. Tryba M, Yildiz F, Zenz M, Schwerdt M (1982) Prophylaxe der Aspirationspneumonie mit Cimetidin. Anästhesist 31: 584–587

32. Utting JE, Gray TC, Shelley FC (1979) Human misadventure in anaesthesia. Can Anaesth Soc J 26: 472

33. Wyner J, Cohen SE (1982) Gastric volume in early pregnancy: Effects of Metoclopramide. Anesthesiology 57: 209–212

Rektale Narkoseeinleitung mit Methohexital bei Kindern im ambulanten Bereich

G. Kraus

Einleitung

Die an sich wünschenswerte Entwicklung, kleine Patienten nur möglichst kurz von der Mutter zu trennen, und damit den Krankenhausaufenthalt prä- und postoperativ weitgehend zu verkürzen, hat für den Anästhesisten größere Schwierigkeiten geschaffen. Hatte er es früher meist mit prämedizierten, an Krankenhaus und Klinikpersonal gewöhnten Kindern zu tun, so kommen heutzutage immer häufiger organisch gesunde, nicht prämedizierte, sich einem oft nur kleinen Eingriff unterziehende und keinerlei Einsicht in die Notwendigkeit desselben zeigende Kinder im Vorschulalter, gerade am Höhepunkt des Trennungsschmerzes stehend, zur Narkoseeinleitung. Abgesehen von dem „Streß", dem der Anästhesist durch ein schreiendes, unkooperatives Kind ausgesetzt ist, wird immer wieder auf den erschreckend hohen Anteil von postnarkotischen Persönlichkeitsveränderungen bei Kindern hingewiesen, die eine erzwungene Narkoseeinleitung durchgemacht haben [5, 10]. So zeigten 40% der 2- bis 3jährigen, 25% der 4jährigen und 15% der 5jährigen nach einem unbefriedigenden Einleitungsverfahren zu Hause Alpträume und Furchtreaktionen vor Dunkelheit und Gerüchen, vor Fremden und vor dem Bedecken des Gesichts. 20% der Kinder fingen wieder mit Bettnässen an [5].

Die schmerzlose, rektale Narkoseeinleitung ist sicherlich das schonendste Verfahren. Es ist ein dem Fiebermessen vergleichbarer, dem Kind vertrauter Vorgang und wird am ehesten akzeptiert [14].

Nachdem die rektale Narkoseeinleitung mittels Thiopental wegen ihrer inkonstanten Narkosewirkung, dem langen Nachschlaf und der langsamen Metabolisierung von Thiopental wieder aufgegeben worden ist, haben wir den Versuch unternommen, mit dem kürzer wirkenden und schneller eliminierten Methohexital eine ruhige Narkoseeinleitung zu erzielen [6]. Diese Methode ist in den angelsächsischen Ländern ein Routineverfahren, welches mit einer relativ hohen Methohexitaldosis, nämlich 20–30 mg/kg KG durchgeführt wird [3, 8, 11, 12, 14].

Methode

Die rektale Narkoseeinleitung wurde insgesamt an 100 Kindern, 49 Knaben und 51 Mädchen zwischen 18 Monaten und 7 Jahren durchgeführt. Diese Methode wird bei Kindern bis 25 kg KG angewendet. In den überwiegenden Fällen handelt es sich um ambulant vorgenommene Eingriffe wie Zystoskopien, Frakturrepositionen, Leistenbruchoperationen und Metallentfernungen. Durch die anfänglichen Erfolge ermutigt, schlossen wir in der folgenden Zeit auch stationär behandelte Kinder in die Untersuchung ein.

Die kleinen Patienten erhielten mit Ausnahme von 8 Kindern weder am Vorabend noch am Operationstag eine Prämedikation. Sie kamen nüchtern und ohne vorheriges Abführen zur Narkoseeinleitung.

Die 10%ige Lösung von Methohexital wird folgendermaßen zubereitet: Einer Flasche, die 500 mg Methohexitaltrockensubstanz enthält, werden 5 ml 0,9% Natriumchloridlösung oder 5 ml Aqua destillata zugegeben. 1 ml dieser Lösung entspricht damit 100 mg Methohexital.

Das Kind erhält 20–30 mg/kg KG dieser Lösung. Die für das Gewicht des Patienten errechnete Dosis plus etwa 1 cm^3 Luft wird in eine 10 ml Einmalspritze aufgezogen. Sodann wird ein Absaugkatheter (Größe: 10–12 Gauge) auf etwa 10 cm Länge abgeschnitten und über den Spritzenkonus gestülpft, das Katheterende gleitfähig gemacht und dem Kind in Seitenlage etwa 2 cm tief in das Rektum eingeführt. Eine zu hohe Instillation in das Rektum führt zu einer bevorzugten Resorption über die V. haemorrhoidalis superior in den Pfortaderkreislauf und damit zu einer schnellen Inaktivierung des Methohexitals, während ein Depot unmittelbar hinter dem Analsphinkter zu einer weitgehenden Resorption über die Vv. haemorrhoidalis inferior et media in die V. cava inferior und damit unter Umgehung des Portalkreislaufs direkt zum ZNS gelangen kann. Die Spritze wird während der Applikation senkrecht gehalten, und die aufgezogene Luft ermöglicht es trotz des Kathetertotraums, die gesamte Dosis in das Rektum zu instillieren.

Dies Verfahren kann noch im Beisein der Eltern im Narkosevorbereitungsraum durch den Anästhesisten erfolgen. Da es sich um eine Narkoseeinleitung handelt, müssen selbstverständlich ein Beatmungsbeutel und eine funktionierende Absaugvorrichtung vorhanden sein. Um ein ungestörtes Einschlafen zu ermöglichen, wird das Kind nach der rektalen Methohexitalapplikation in Ruhe gelassen; manche Kinder schliefen ruhig auf dem Arm der Eltern ein. Nach dem Schlafeintritt wird eine Blutdruckmanschette und ein präkardiales Stethoskop angelegt und eine Lachgas-Sauerstoff-Inhalationsnarkose, ggf. unter Zusatz von Enfluran, durchgeführt. Sofort nach Narkosebeginn wird ein intravenöser Zugang gelegt und 0,01 mg Atropin/kg KG injiziert und, falls erforderlich, nach Succinylcholingabe orotracheal intubiert. Die Zeit bis zum Schlafeintritt, die Art der weitergeführten Narkose, das Puls- und Blutdruckverhalten, die Operationsdauer, die Zeit vom Absetzen der Inhalationsnarkotika bis zum Aufwachen und aufgetretene Besonderheiten wurden protokolliert.

Ergebnisse

Die Altersverteilung mit der Anzahl der prämedizierten Kinder geht aus Abb. 1 hervor. Es zeigt eine Häufung dieser Narkoseeinleitung bei Kindern zwischen 2 und 5 Jahren. Bei den Kindern mit Prämedikation war ursprünglich keine rektale Narkoseeinleitung vorgesehen; wegen der Änqstlichkeit und den Abwehrreaktionen der Kinder gegen eine Maskeneinleitung und i.m.-oder i.v.-Einleitung entschlossen wir uns jedoch zu dieser Methode.

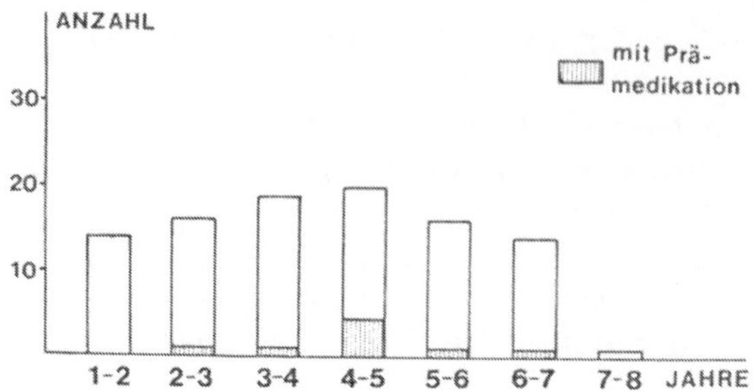

Abb. 1. Rektale Narkoseeinleitung: Altersverteilung (Anteil der Kinder mit Prämedikation)

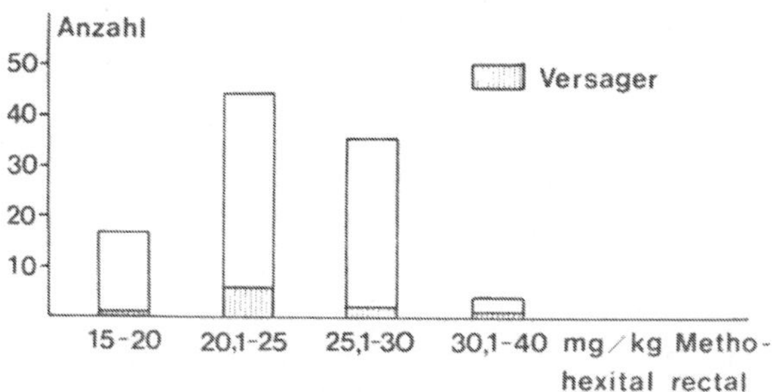

Abb. 2. Rektale Narkoseeinleitung: Dosierung der rektalen Methohexitalmenge mit Anteil der Versager

Abbildung 2 zeigt die pro kg KG verabreichte Dosis Methohexital und den Anteil nicht eingeschlafener Kinder, insgesamt 10%. Als nicht eingeschlafen eingestuft wurden Kinder, die nach 15 min noch wach waren oder die nach einer kurzen Periode der Müdigkeit wieder munterer wurden.

Die Einschlafzeit, definiert als Zeitspanne vom Moment der Applikation bis zum Schließen der Augen und fehlender Reaktion auf Aufforderungen, zeigte eine Spannweite von 5–15 min, mit einem Mittelwert von 8,4 min. 90% der Kinder schließen bis zur 10. Minute die Augen (Abb. 3). Die Operationsdauer lag zwischen 5 und 180 min, mit einem Mittelwert von 58 min.

Die Aufwachzeit, definiert vom Absetzen des Lachgases bis zum Wiederkehren des Bewußtseins unter protektiven Reflexen oder der gezielten Reaktion auf Schmerzreize betrug im Mittel 5,8 min. In Abb. 4 sind die Operations- und Aufwachzeiten aller 25 Kinder mit einer Operationsdauer unter 30 min nach rektaler Gabe von 25–30 mg/kg KG Methohexital dargestellt.

4 Kinder wurden schlafend an die Aufwachstation abgegeben, von wo aus sie nach längstens 2 h wach auf die Kinderstation und schließlich nach weiteren 4 h nach Hause entlassen werden konnten.

Das Puls- und Blutdruckverhalten war stabil, wenn man von der Herzfrequenzsteigerung durch die präoperative i.v.-Atropingabe absieht. In keinem Fall kam es im perioperativen Verlauf, insbesondere unmittelbar nach der rektalen Narkoseeinleitung, zu Erbrechen oder zu Zeichen einer Atemdepression.

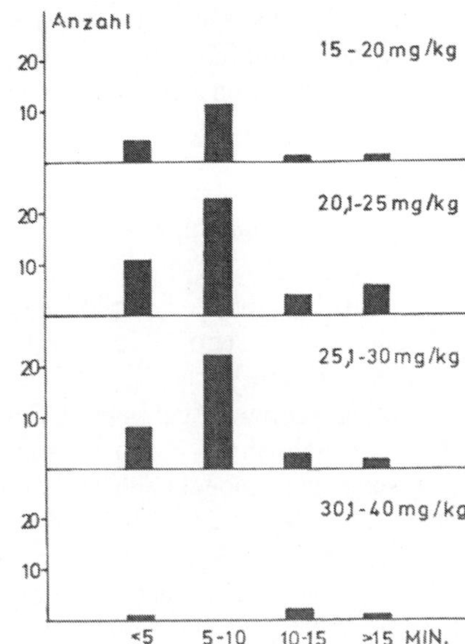

Abb. 3. Rektale Narkoseeinleitung: Einschlafzeit nach rektaler Applikation bei verschiedenen Dosierungen

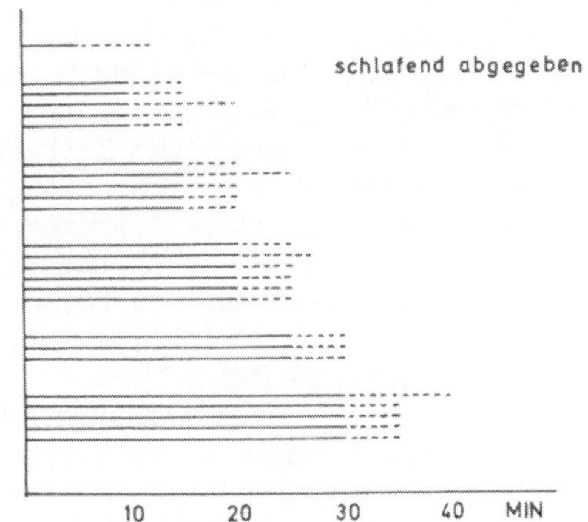

Abb. 4. Rektale Narkoseeinleitung: Operations- und Aufwachzeiten aller Kinder mit 25–30 mg/kg KG Methohexital rektal und einer Operationsdauer bis maximal 30 min

19 Kinder klagten nach etwa 2 min über Stuhldrang, der nach weiteren 1–2 min verschwand. 9 Kinder setzten nach 3–5 min Stuhl ab, was aber keinen Einfluß auf die Einschlaffrequenz hatte.

3 Kinder entwickelten einen Singultus, der kurz nach dem Einschlafen verschwand. In keinem Fall kam es zu einer allergischen Reaktion auf das applizierte Methohexital.

Die Anwendung einer 10%igen Methohexitallösung zur rektalen Einleitung wurde bereits 1962 von Schumacher beschrieben [14]. Bei einer Dosierung von 20–30 mg/ kg KG Methohexital schliefen in unserer Untersuchung 90% der Kinder nach 5–10 min ruhig ein, ein Ergebnis, das mit den großen Studien von Goresky et al.,

Budd et al., Liu et al. und Orallo et al. identisch ist [3, 8, 11, 12]. Auch in bezug auf Stuhldrang, Stuhlabgang, das Auftreten von Singultus unter stabilem Puls- und Blutdruckverhalten entsprechen unsere Befunde den Ergebnissen dieser Autoren.

Die 4 Kinder, die noch schlafend an die Aufwachstation abgegeben wurden, zeigten insbesondere von seiten der Atmung und des Kreislaufs keine Besonderheiten.

Auf den ersten Blick erscheint die Dosis sehr hoch, liegt sie doch beim 20- bis 30fachen der i.v. und beim 4- bis 6fachen der i.m.-Dosis.

Die früher übliche rektale Pentothaldosis lag bei 30–40 mg/kg KG, also bei der 10fachen i.v. Dosis. Die im Vergleich zum Thiopental 3fach höhere Methohexitaldosis ist notwendig, weil der „First-pass-Effekt" des Methohexitals in der Leber wesentlich größer ist als beim Thiopental [7, 13]. Aus diesem Grund führt auch die orale Methohexitalgabe zu unbefriedigenden Ergebnissen [7]. Unsere Ergebnisse über die Serumspiegel nach rektaler Gabe zeigen Methohexitalkonzentrationen, die nicht höher liegen als nach i.v.-Gabe [9]. Die rasche Metabolisierung einerseits und die wesentlich geringere Speicherung im Fettgewebe andererseits erklären die meist fehlende Nachschlafphase und den postoperativen Wachheitsgrad der Kinder, der besonders für ambulant durchgeführte Eingriffe vorteilhaft ist [1, 4, 15]. Da bei Lebererkrankungen das Maß der Beeinträchtigung des Arzneimittelstoffwechsels im individuellen Fall in der Regel nicht erfaßbar ist und von den unbekannten Variablen Leberdurchblutung, Plasmaproteinbindung des Arzneimittels, Verteilungsvolumina und Aktivität des Enzymsystems der Leber abhängt, sollten aus Sicherheitsgründen nur Kinder ohne Leberschaden und nur Kinder über 18 Monate mit diesem Verfahren eingeleitet werden. Als weitere Kontraindikationen betrachten wir Kinder mit Entzündungen im Darmbereich, vorgesehene Darmoperationen, Schock, Anämie und nicht nüchterne Kinder. Die hygienischen Probleme, die ein eventueller Stuhlabgang hervorrufen könnte, versuchen wir dadurch auszuschalten, daß die Kinder die rektale Applikation unter Verwendung von Einmalhandschuhen noch in ihrem Bett bzw. auf einer Transportliege erhalten. Erst nach dem Einschlafen und einer evtl. nötigen Säuberung wird das Kind auf den Operationstisch gelegt und in den sterilen OP-Bereich gebracht. Die rektale Applikation von Methohexital ist ein zusätzliches Narkoseeinleitungsverfahren geworden, das sich insbesondere für ängstliche Kinder und für ambulante Eingriffe als gut geeignet erwiesen hat. Die psychische Schonung der kleinen Patienten durch einen dem Fiebermessen ähnlichen Vorgang und durch die Möglichkeit, im Beisein der Mutter einzuschlafen, hat wesentliche Vorteile für den Narkoseverlauf. Die schnelle Metabolisierung des Methohexitals läßt dies Verfahren für den ambulanten Bereich als besonders geeignet erscheinen.

Diskussion

Bemerkung Kühn: Interessant sind ihre Plasmaergebnisse. Sie haben in den Anfangsstadien etwa die gleichen Ergebnisse wie wir, im weiteren Zeitraum fallen ihre Plasmaspiegel jedoch schneller ab als die unsrigen. Ich vermag nicht zu sagen, woran das liegt.

Die Fehlerquote von 10% entspricht nahezu der unsrigen, zu den ambulanten Patienten möchte ich Sie folgendes fragen: Sind Ihre Kinder um so viel disziplinierter als unsere Kinder, daß so viele nüchtern sind?

Antwort: Unsere fränkischen Kinder sind recht brav und lassen die Prozedur willig über sich ergehen. Wir haben auch keine Kinder gehabt, die bei der rektalen Instillation aktiv Widerstand leisteten. Wir haben den Kindern gesagt, wenn sie zu uns kamen, daß sie keine Spritze erhalten, sondern so etwas Ähnliches wie ein Zäpfchen. Die Tränen versiegten sehr schnell, sobald die Kinder merkten, daß das mit ihnen geschah, was man ihnen vorher gesagt hatte.

Bemerkung Kühn: Ich glaube, es ist außerordentlich wichtig, daß man gerade gegenüber Kindern die Wahrheit sagt. Es muß das stimmen, was man sagt, d. h. es muß auch so gemacht werden, wie man es dem Kind vorher gesagt hat.

Frage: Wenden Sie diese Methode auch bei kleinen Kindern unter einem Jahr an?
Antwort: Wir prämedizieren Kinder unter einem Jahr nur mit Atropin. Für Kinder von 1–1½ Jahren sehen wir die Inhalationsnarkose mittels Maske als günstigste Form der Einleitung an. Die Kinder werden mit Dolantin/Atropin i.m. prämediziert.

Frage: Verbietet sich die Prämedikation, ob rektal oder i.m., mit Barbituraten bei Säuglingen und Kleinkindern?
Antwort: Man kann Säuglingen natürlich auch mit Barbituraten auf diese Weise, d. h. rektal prämedizieren, aber es ist eine hohe Dosis, die man ihnen verabreicht. Diese Dosis muß zudem metabolisiert werden. Da ich nicht weiß, inwieweit der Leberstoffwechsel in so jungem Alter dazu in der Lage ist, empfehle ich eine Dosis von 25–30 mg/kg KG für Säuglinge nicht.

Bemerkung Kühn: Abgesehen davon, daß für Säuglinge oder Kleinkinder bis zu einem Alter von einem Jahr eine Prämedikation nicht unbedingt erforderlich ist, haben wir in unserer Studie Kinder bis zu einem Alter von 2 Monaten mit aufgenommen. Wir haben in diesem Alter keinen Unterschied in der Wirkung und im Wachheitsgrad gegenüber älteren Kindern gesehen. Weiterhin erhalten die Neugeborenen, soweit ich mich erinnere, sehr früh ein Barbiturat bei Hyperbilirubinämie, damit auf diese Weise durch Enzyminduktion ein schnellerer Abbau des Bilirubins erreicht wird.

Frage: Sie haben berichtet, daß eine Bostoner Gruppe bei den 10% Versagern die Dosis wiederholt. Haben sie Erfahrungen darüber?
Antwort: Ja, wir haben es in 6 oder 7 Fällen, bei denen die erste Dosis nicht den gewünschten Erfolg zeigte, wiederholt und können die Ergebnisse der Bostoner Gruppe bestätigen. Nach der Wiederholung der rektalen Methohexitalinstillation schlafen weitere 7–8%, so daß die absolute Erfolgsquote relativ hoch ist.

Frage: Haben Sie einen längeren Nachschlaf bei den Kindern beobachtet, bei denen eine zweite Gabe notwendig wurde?
Antwort: Nein, verlängerte Aufwachphasen wurden von uns nicht beobachtet.

Frage: Wann geben Sie Atropin?
Antwort: Wir machen es anders als die hannoversche Gruppe. Nach der rektalen

Applikation vertiefen wir die Narkose mit einer Inhalationsnarkose und legen einen venösen Zugang. Erst nach Legen des Venenzugangs erfolgt die Atropingabe intravenös.

Literatur

1. Brand L, Mark LC, Snell M, McM, Vrindten P, Dayton PG (1963) Physiologic disposition of Methohexital in man. Anaesthesiology 24: 331
2. Breimer DD (1976) Pharmacocinetics of Methohexital following intravenous infusion in humans. Br J Anaesth 48: 643
3. Budd DC, Dornette WHL, Wright JF (1965) Methohexital for rectal basal narcosis. Anaesth Analg (Cleve) 44: 222
4. Carson IW, Graham J, Dundes JW (1975) Clinical studies of induction agents XLIII: Recovery from althesin – a comparative study with thiopentone and methohexitone. Br J Anaesth 47: 358
5. Eckenhoff JE (1973) Relationship of anesthesia to postoperative personality changes in children. Am J Dis Child 86: 587
6. Frey R, Hügin W, Mayrhofer O (1955) Lehrbuch der Anaesthesiologie. Springer, Berlin Heidelberg New York, S 369
7. Gibaldi M, Boyes RN, Feldman S (1971) Influences of first-pass effect on availability of drugs on oral administration. J Pharm Sci 60: 1338
8. Goresky GV, Steward DJ (1979) Rectal methohexitone for induction of anaesthesia in children. Can Anaesth Soc J 26: 213
9. Kraus GB, Taeger K (1982) Methohexital zur rektalen Narkoseeinleitung bei Kindern. Anaesthesie Intensivther Notfallmed 17: 285–289
10. Korsch BM (1975) The child and the operating room. Anesthesiology 43: 251
11. Liu LMP, Goudsouzian NG, Liu PL (1980) Rectal Methohexital premedication in children, a dose-comparison study. Anesthesiology 53: 343
12. Orallo MO, Eather KF (1965) Sodium Methohexital as a rectal agent in pediatric anesthesia: A controlled comparison with Sodium Thiamytal. Anaesth Analg (Cleve) 44: 97
13. Rowland M (1972) Influence of roule of administration on drug availability. J Pharm Sci 61: 70
14. Schumacher MJ (1962) Brevital Sodium for basal anesthesia in pediatrics. J Am A Nurse Anesth 30: 283
15. Whitham JC (1972) The pharmacology of Brietal Sodium. Anaesthesiol Wiederbeleb 57: 1

Sachverzeichnis

Kinderanaesthesie

Prämedikation, Narkoseausleitung

Ergebnisse des Zentraleuropäischen Anaesthesiekongresses Berlin 1981

Band 4

Herausgeber: J. B. Brückner

1983. 154 Abbildungen, 72 Tabellen. Etwa 295 Seiten (Anaesthesiologie und Intensivmedizin, Band 157) ISBN 3-540-12153-6

Inhaltsübersicht: Panel: Narkose im Kindesalter. – Freie Vorträge: Kinderanaesthesie. – Freie Vorträge: Prämedikation. – Panel: Narkoseausleitung. – Freie Vorträge: Die Aufwachphase einer Anaesthesie. – Sachverzeichnis.

Dieser Band enthält in Übersichtsreferaten und Originalarbeiten internationaler Spezialisten aktuelle klinische und wissenschaftliche Aspekte der Kinderanästhesie vom Zentraleuropäischen Anästhesiekongress 1981.
Zusätzlich werden Prämedikation und die Aufwachphase behandelt.
Mit diesem Band erhält der interessierte Leser wichtige Daten zur sicheren Durchführung der Anästhesie in der Kinderchirurgie.

J. Tarnow

Anaesthesie und Kardiologie in der Herzchirurgie

Grundlagen und Praxis
1983. 216 Abbilduingen, 52 Tabellen. Etwa 440 Seiten
Gebunden DM 148,–
ISBN 3-540-12111-0

L. Wille, M. Obladen

Neugeborenen-Intensivpflege

Grundlagen und Richtlinien

Unter Mitabeit von H. E. Ulmer

2. neubearbeitete Auflage. 1979. 49 Abbildungen, 76 Tabellen. XXIII, 368 Seiten. (Kliniktaschenbücher)
DM 29,80
ISBN 3-540-09492-X

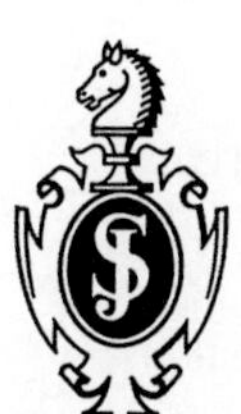

Springer-Verlag
Berlin
Heidelberg
New York
Tokyo